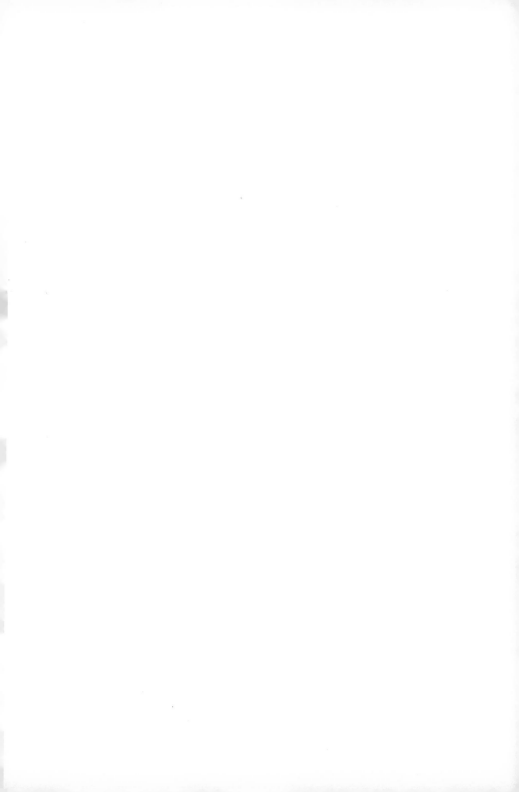

腸美人

健康從腸的保養開始！

指導
小林弘幸
實驗
宇田廣江
翻譯
李靜宜

便祕或腸相不良其實和生活習慣產生變化，例如熬夜或長坐不動或年齡—長者比年輕一輩較常出現便祕。當然疾病及藥物也是一個十分重要誘因、壓抑便意不去上廁所、懷孕或更年期期間荷爾蒙產生變化或者服用某些藥物包括制酸劑、強效止痛藥及一些抗抑鬱藥及部分疾病像是帕金森氏症或糖尿病都可能造成大腸肌肉無法有規律地正常運作，以致糞便未能如常排出體外，便會造成便祕。

更特別的是，腸腸夫人還指導大家辨識大便的硬度，最理想的就是「香蕉型大便」！吃什麼會有這種漂亮大便？書中簡單明白畫出讓腸相健康生態的食物，體操，運動等方法！超實用的！看完書後，按步驟、照圖做！您一定會感覺排完便後神清氣爽！每天都很健康！

【推薦3】腸胃道，人體的第一道自癒力

國際保健營養學會理事長&中山醫學大學前校長　王進崑

當健康開始失衡，身體會處於健康與疾病間的半健康狀態，稱之為「亞健康」。亞健康是一種過渡時期，經過調整可以往好的方向回復健康，若是置之不理便會加速朝壞方向前進，轉變成疾病。

根據世界衛生組織統計，全球有超過百分之七十五的人口都處在「亞健康狀態」，出現長期慢性疲勞、飲食失調、營養不均衡、運動量不足、壓力過大、睡眠品質差、濫用藥物、身體代謝效率慢、排毒功能不佳、過多毒素累積體內等症狀。

多數人一開始只是感覺身體不適，像是厭倦疲勞、精神不佳、腰痠背痛、記憶力變差、不時忘東忘西、內心緊張、情緒暴躁、失眠、便祕或腹瀉等，這些現象都是身體散發出來的亞健康警訊。如果忽視這些警訊，會使健康繼續惡化，最後會導致心血管疾病、高血壓、糖尿病、腎臟病等各種慢性疾病的發生。

腸胃道是人體與食物接觸的最前線，掌管消化、吸收、荷爾蒙調控、免疫、黏膜新生及修復等功能。正常來說，食物進入人體後，經消化、吸收後的殘渣會在二十四小時內被排洩掉。許多人都忽略了排洩的重要性，事實上人體第一道自癒力就在腸胃道，平時任由大腦選擇喜愛的食物，沉默的腸胃卻沒有選擇權，只能默默將食物消化吸收，若沒有將該排洩的物質排出，許多的健康問題便一一浮現。正確的生活習慣可透過身體調控機制進行排毒，而最有效的排毒就是排便。本書藉由適當的體能活動與飲食改變來促使排便，這是對健康之維持與疾病之預防最有效的方法。

【推薦1】好腸道，才是無價的健康！

御絨中醫診所院長&御美醫聯盟體系研發總顧問　廖婉絨

現代人的生活壓力大，生活作息、飲食習慣不正常，每天保持腸道通暢，似乎越來越困難，根據調查，台灣有四分之一的成人為便祕所苦，不僅是成人，現在的孩子也因為蔬果攝取得太少，活動量下降，也有三分之一的孩童有便祕的問題，可見便祕這問題，大人小孩都非常困擾！

中醫提到：「脾為後天之本，氣血生化之源」，中醫的「脾」，指的就是腸道消化系統，腸道功能正常，才能提供足夠的養料，化生氣血、津液，使得臟腑、經絡、筋肉、皮毛等組織都能得到充分的營養，生理機能才能正常運作，所以說腸道的保健，是養生的基礎。

長期便祕不解決，除了會造成疼痛難耐的痔瘡，還可能引發腸道癌病變？大腸癌屢占台灣十大癌症首位，每42分鐘就有1人得到大腸癌，台灣青壯年罹患大腸癌，比十年前多了3成！有關腸道保健的重要，我有切身之痛，家父就是因為長期便祕導致痔瘡，經常有血便的困擾，以為只是痔瘡出血不以為意，直到體重驟減，食慾下降時就醫檢查，才發現罹患大腸癌末期，在53歲中壯年辭世。也因此我離開西醫復健，開始研習中醫，行醫後對於求診病人的腸道保健特別重視，我發現如果腸道不通暢，身體很多問題，包括肥胖、皮膚病、婦科疾病、睡眠障礙、痠痛甚至焦慮等困擾都會接踵而至。

很欣慰看到這本書《腸美人：健康從腸的保養開始》，透過漫畫圖文的方式，將專業、實用、容易入門的健康知識告訴讀者，讓任何年齡層的人都能輕鬆了解腸道保健方法，好好看完這本書，並且確實執行，就能換來無價的身體健康！

【推薦2】每天神清氣爽的祕方

中華經絡美容醫學會名譽理事長&吳明珠中醫診所院長　吳明珠

中醫理論提到脾胃是後天之本，而其中又和腸子的吸收、代謝狀況關係重大！

腸腸夫人雖然是以漫畫表現便祕的癥狀，或以便祕為主要癥狀的綜合症，包括最常見的是排便費力（52%）、糞便硬結（44%）、排便不盡感（34%）、排便頻率減少（33%）這些在本書都有口語化加上漫畫明顯易懂的可愛畫法！真的造福許多便祕患者！讓大家了解到便祕的成因病理解決方法、更重要的是本書還有預防便祕的方法！

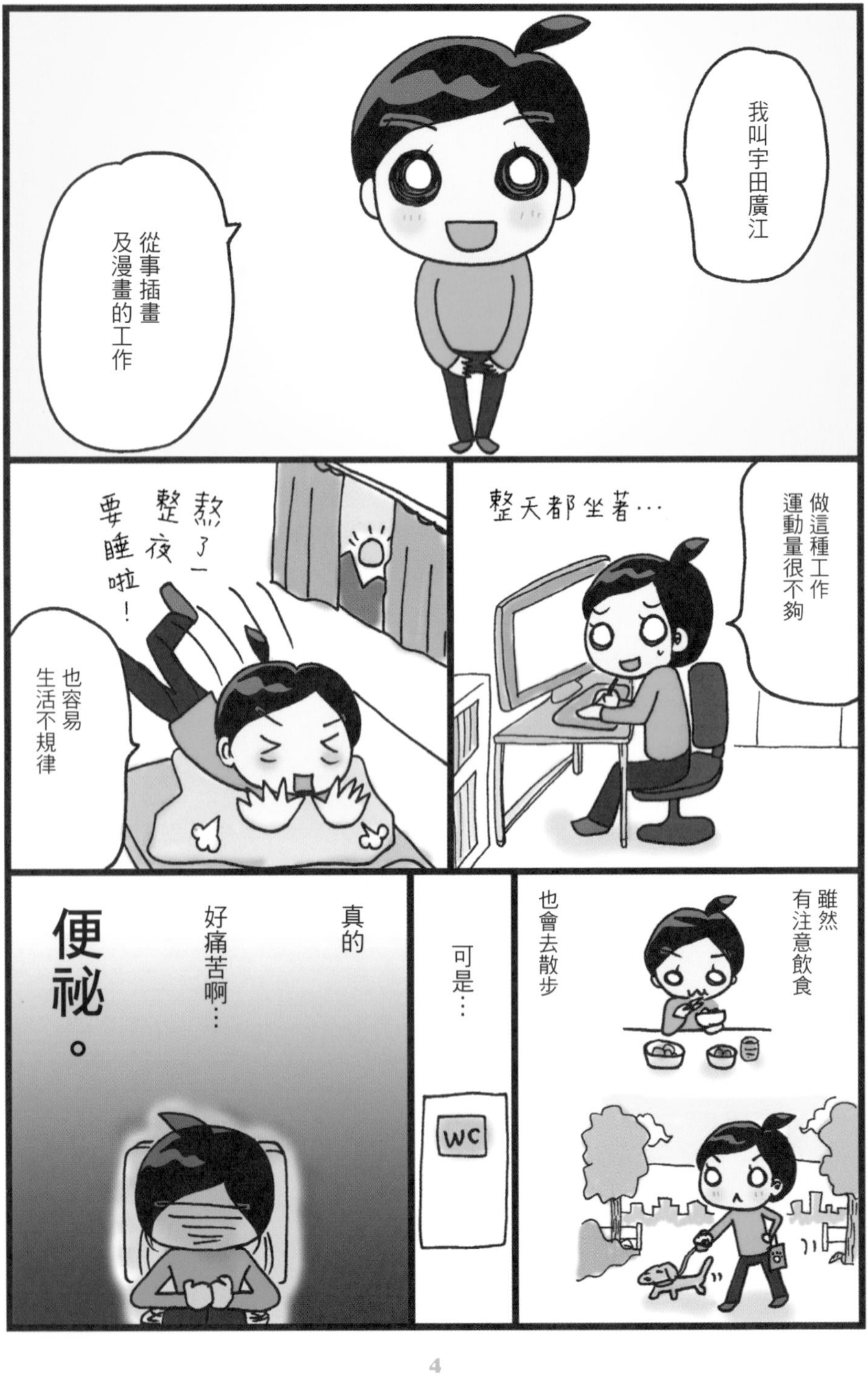
我叫宇田廣江
從事插畫及漫畫的工作
做這種工作運動量很不夠
整天都坐著…
熬了一整夜要睡啦！
也容易生活不規律
雖然有注意飲食
也會去散步
可是…
WC
真的好痛苦啊…
便祕。

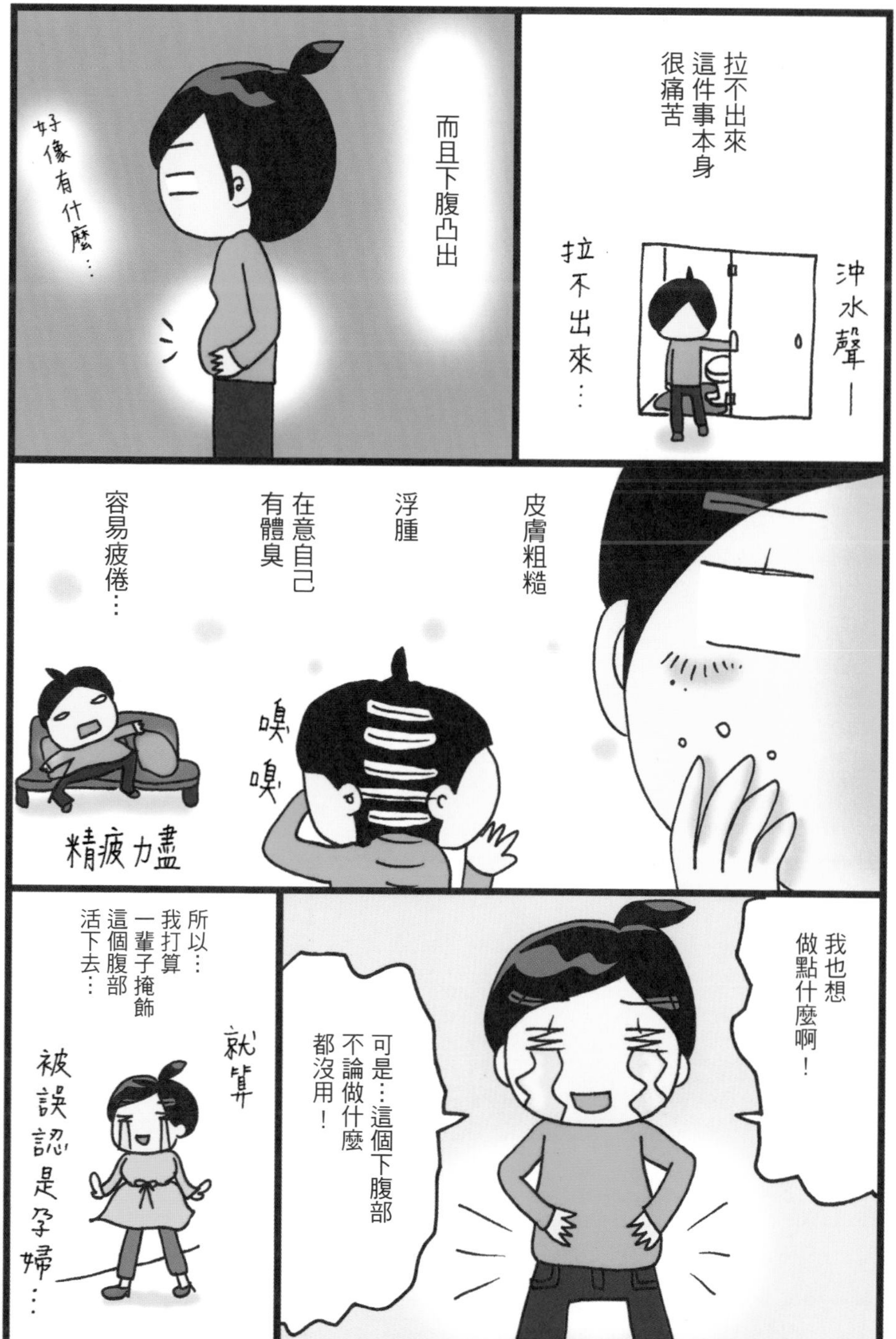
拉不出來這件事本身很痛苦
沖水聲——
拉不出來…
而且下腹凸出
好像有什麼…
皮膚粗糙
浮腫
在意自己有體臭
嗅嗅
容易疲倦…
精疲力盡
我也想做點什麼啊！
可是…這個下腹部不論做什麼都沒用！
所以…我打算一輩子掩飾這個腹部活下去…
就算被誤認是孕婦…

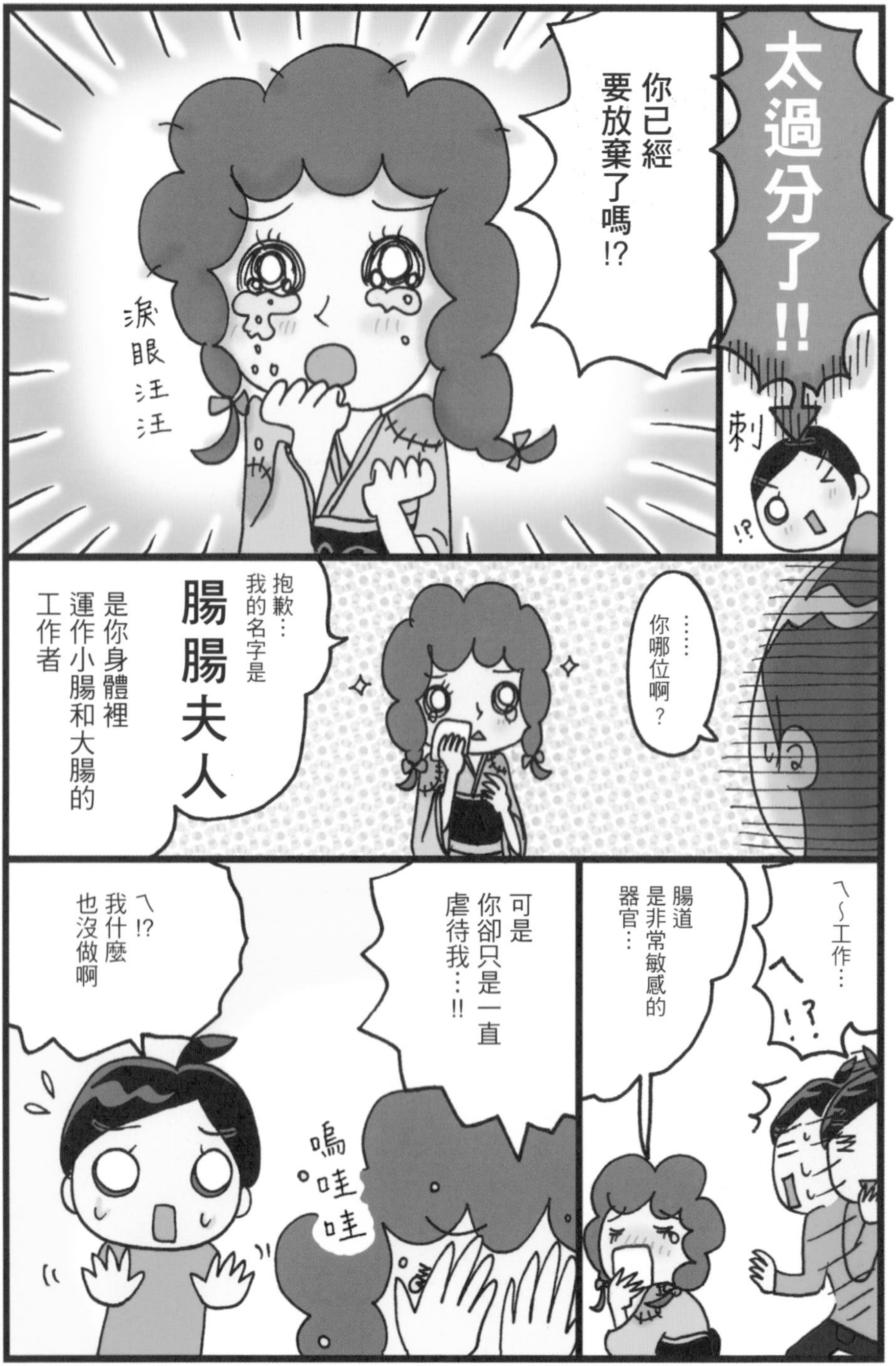

太過分了!!
刺
!?
你已經要放棄了嗎!?
淚眼汪汪
……你哪位啊?
抱歉…我的名字是
腸腸夫人
是你身體裡運作小腸和大腸的工作者
ㄟ~工作…
ㄟ!?
腸道是非常敏感的器官…
可是你卻只是一直虐待我…!!
嗚哇哇
ㄟ!?我什麼也沒做啊

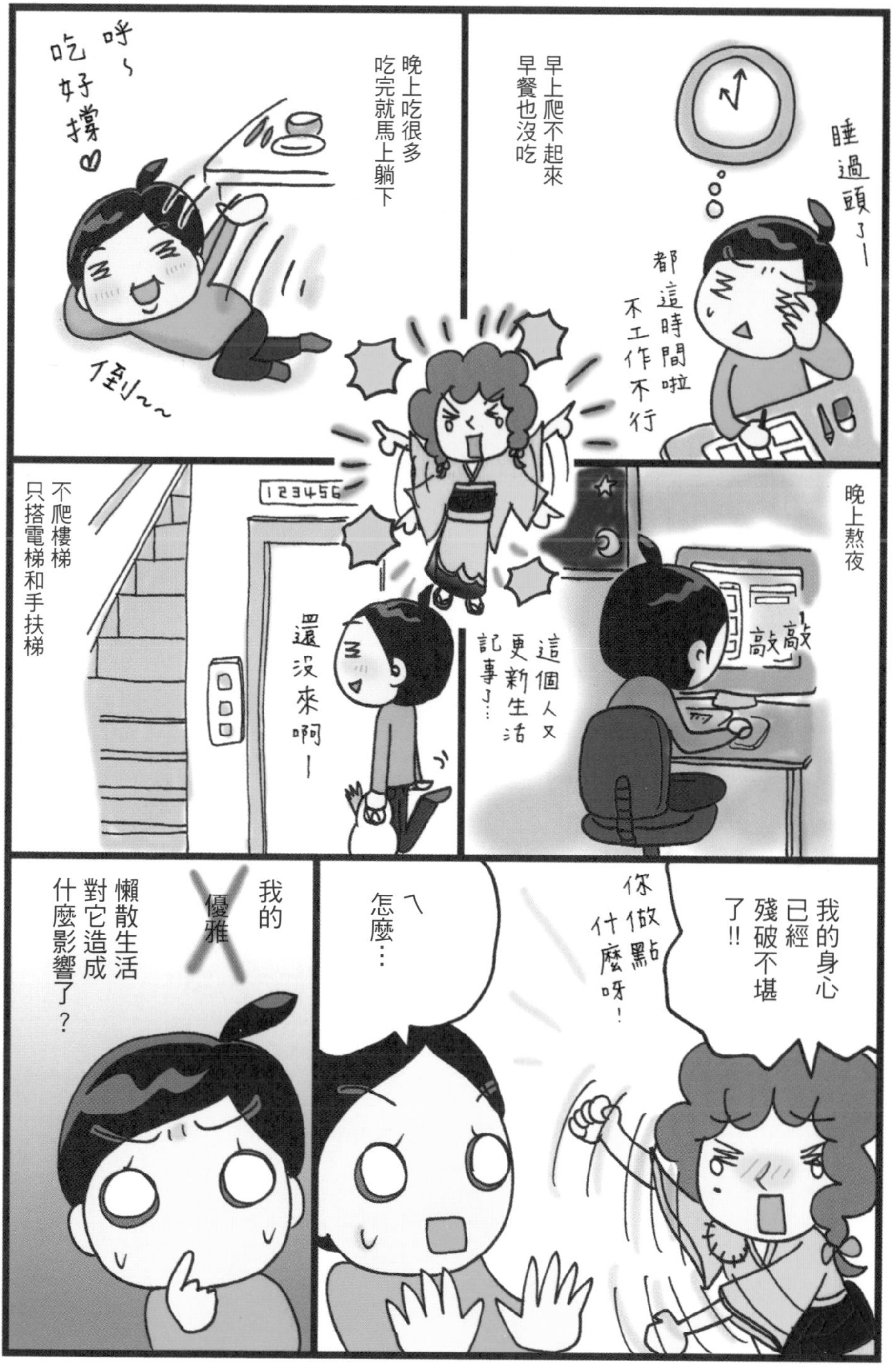
睡過頭了ー
早上爬不起來
早餐也沒吃
都這時間啦
不工作不行
晚上吃很多
吃完就馬上躺下
呼～
吃好撐♥
倒～～
晚上熬夜
敲敲
這個人又
更新生活
記事了…
123456
還沒來啊ー
不爬樓梯
只搭電梯和手扶梯
我的身心
已經
殘破不堪
了!!
你做點
什麼呀！
ㄟ
怎麼…
我的
優雅
懶散生活
對它造成
什麼影響了？

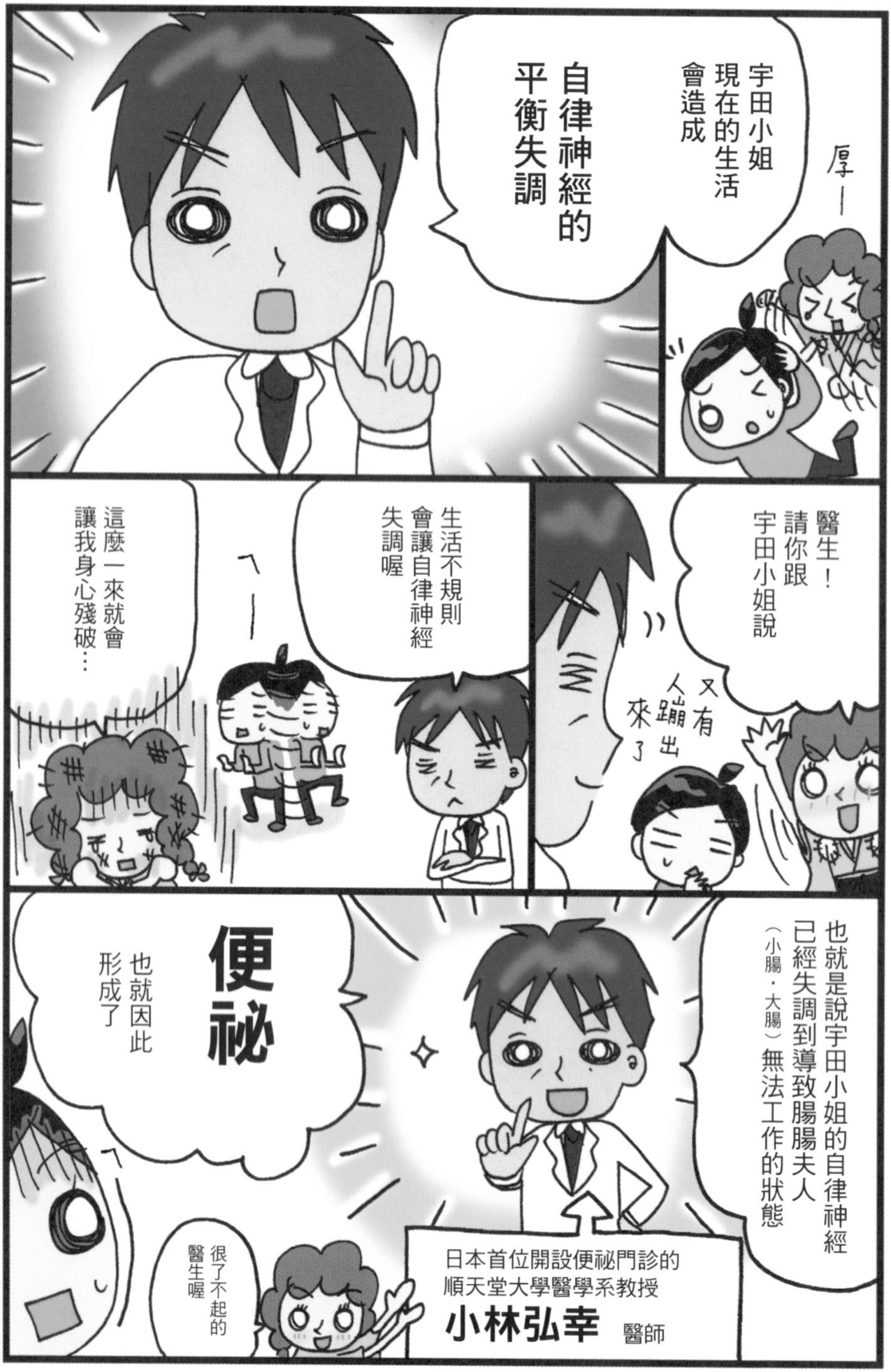
厚—
宇田小姐現在的生活會造成
自律神經的平衡失調
醫生！請你跟宇田小姐說
又有人蹦出來了
生活不規則會讓自律神經失調喔
へ—
這麼一來就會讓我身心殘破…
也就是說宇田小姐的自律神經已經失調到導致腸腸夫人（小腸・大腸）無法工作的狀態
也就因此形成了
便祕
へ—
很了不起的醫生喔
日本首位開設便祕門診的
順天堂大學醫學系教授
小林弘幸 醫師

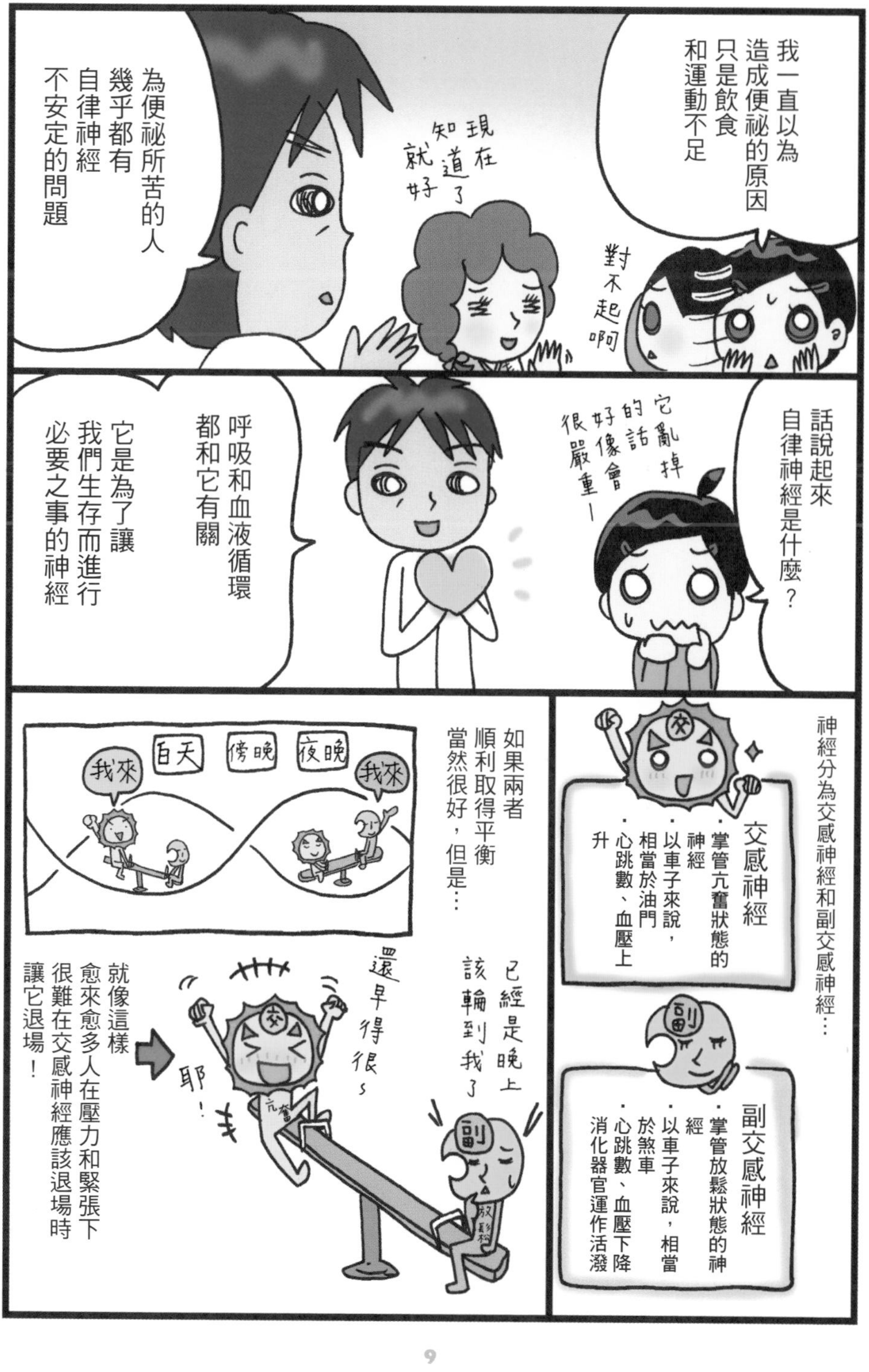

我一直以為造成便祕的原因只是飲食和運動不足
對不起啊
現在知道就好了
為便祕所苦的人幾乎都有自律神經不安定的問題
話說起來自律神經是什麼？
它亂掉的話會很好像嚴重！
呼吸和血液循環都和它有關
它是為了讓我們生存而進行必要之事的神經
神經分為交感神經和副交感神經⋯
交感神經
・掌管亢奮狀態的神經
・以車子來說，相當於油門
・心跳數、血壓上升
副交感神經
・掌管放鬆狀態的神經
・以車子來說，相當於煞車
・心跳數、血壓下降消化器官運作活潑
如果兩者順利取得平衡當然很好，但是⋯
白天
傍晚
夜晚
我來
我來
已經是晚上該輪到我了
還早得很～
耶！
亢奮
放鬆
就像這樣愈來愈多人在壓力和緊張下很難在交感神經應該退場時讓它退場！

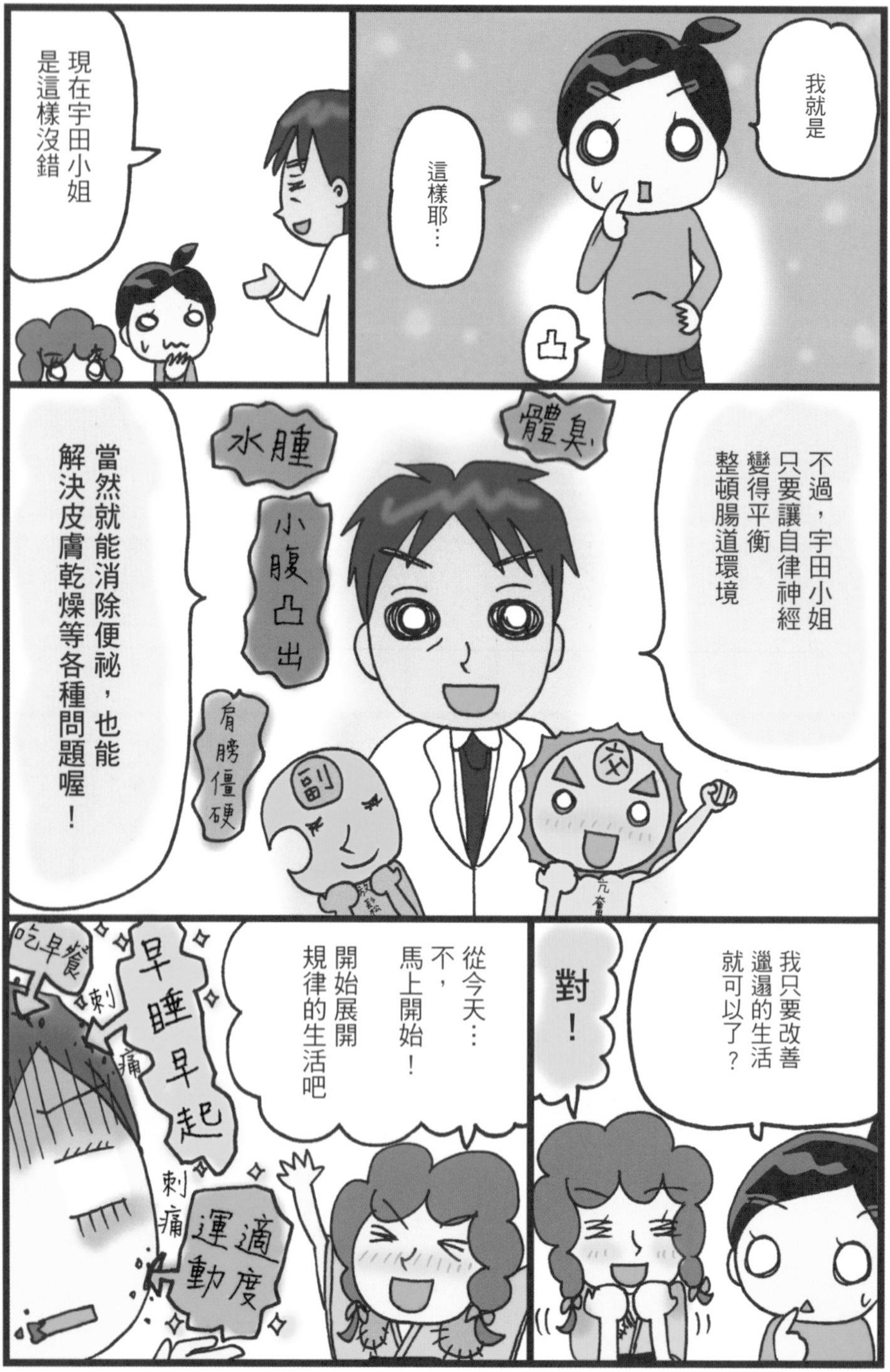
我就是
這樣耶……
凸
現在宇田小姐是這樣沒錯
不過，宇田小姐只要讓自律神經變得平衡整頓腸道環境
體臭
水腫
小腹凸出
肩膀僵硬
副
交
當然就能消除便祕，也能解決皮膚乾燥等各種問題喔！
我只要改善邋遢的生活就可以了？
對！
從今天……不，馬上開始！開始展開規律的生活吧
早睡早起
吃早餐
刺痛
適度運動
刺痛

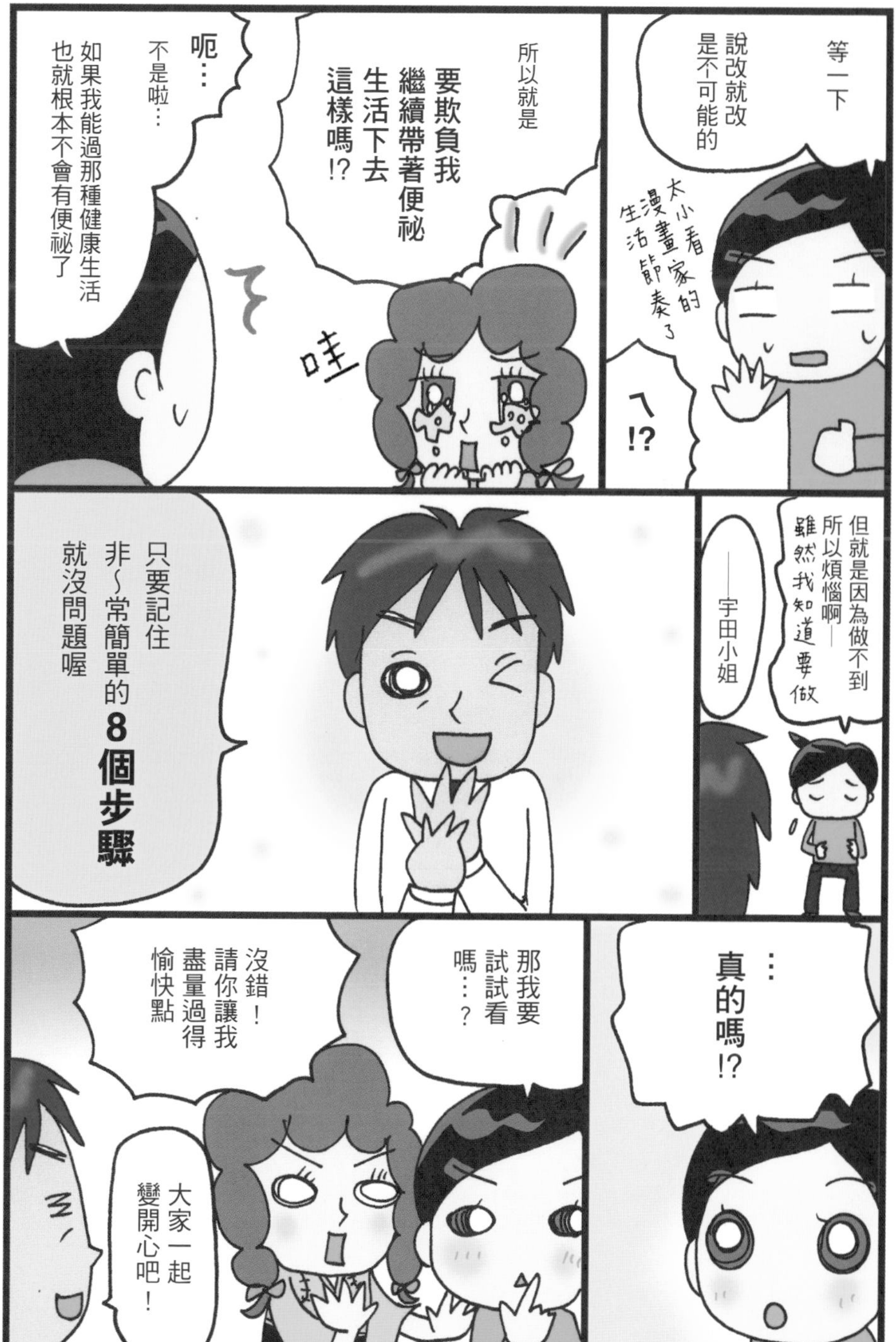

等一下
說改就改是不可能的
太小看漫畫家的生活節奏了
ㄟ!?
所以就是
要欺負我繼續帶著便祕生活下去這樣嗎!?
哇
呃…
不是啦…
如果我能過那種健康生活也就根本不會有便祕了
但就是因為做不到所以煩惱啊—
雖然我知道要做
—宇田小姐
只要記住非~常簡單的8個步驟就沒問題喔
…真的嗎!?
那我要試試看嗎…?
沒錯!請你讓我盡量過得愉快點
大家一起變開心吧!

C O N T E N T S

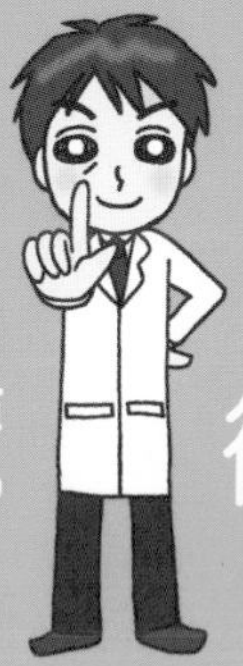

美麗循環習慣

基礎篇

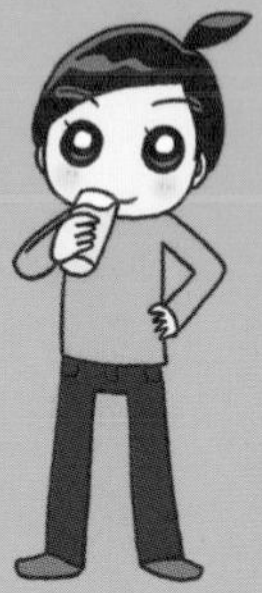

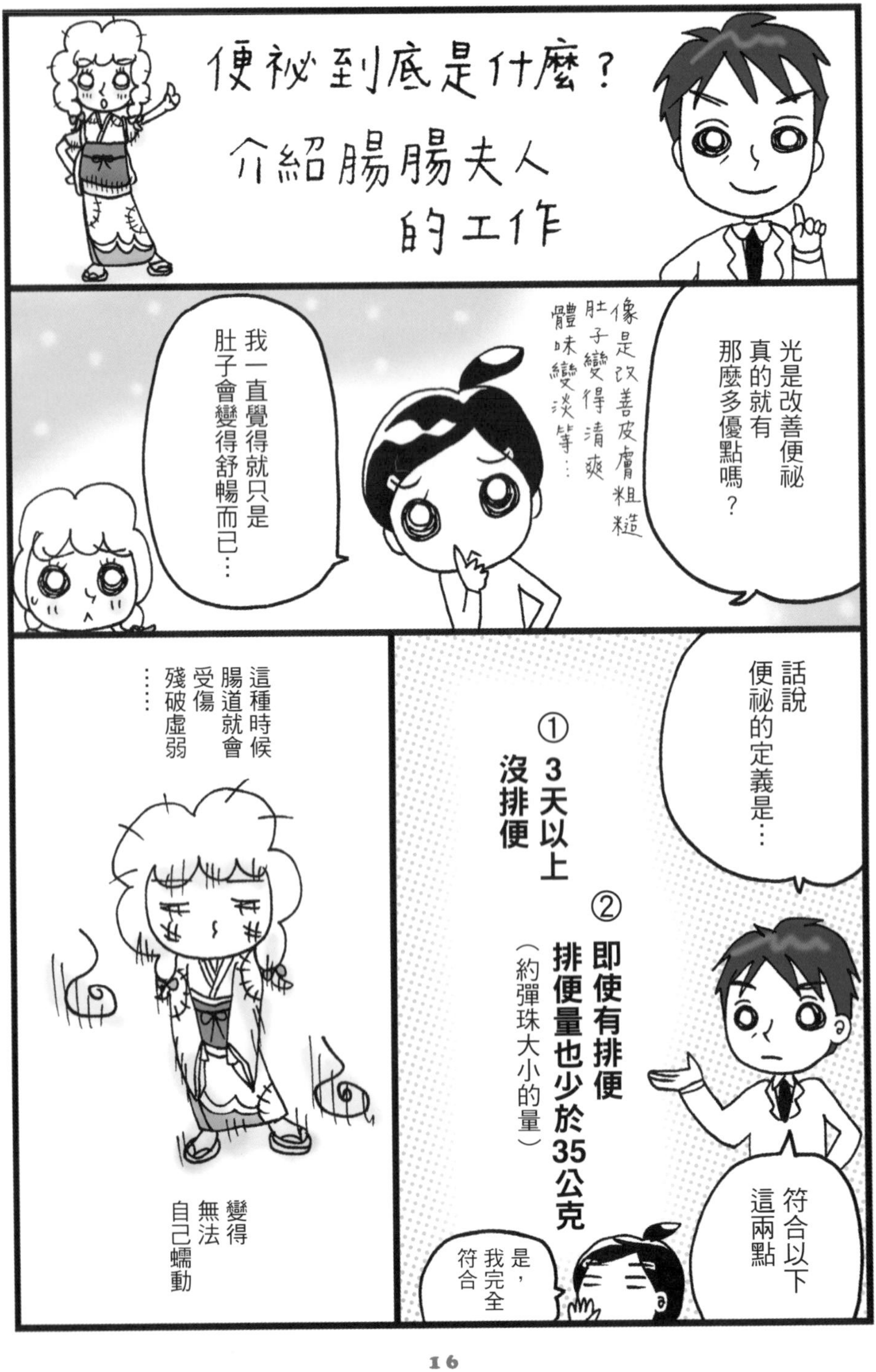
便祕到底是什麼？
介紹腸腸夫人的工作
光是改善便祕真的就有那麼多優點嗎？
像是改善皮膚粗糙 肚子變得清爽 體味變淡等…
我一直覺得就只是肚子會變得舒暢而已…
話說便祕的定義是…
① 3天以上沒排便
② 即使有排便 排便量也少於35公克 （約彈珠大小的量）
符合以下這兩點
是，我完全符合
這種時候腸道就會受傷殘破虛弱……
變得無法自己蠕動

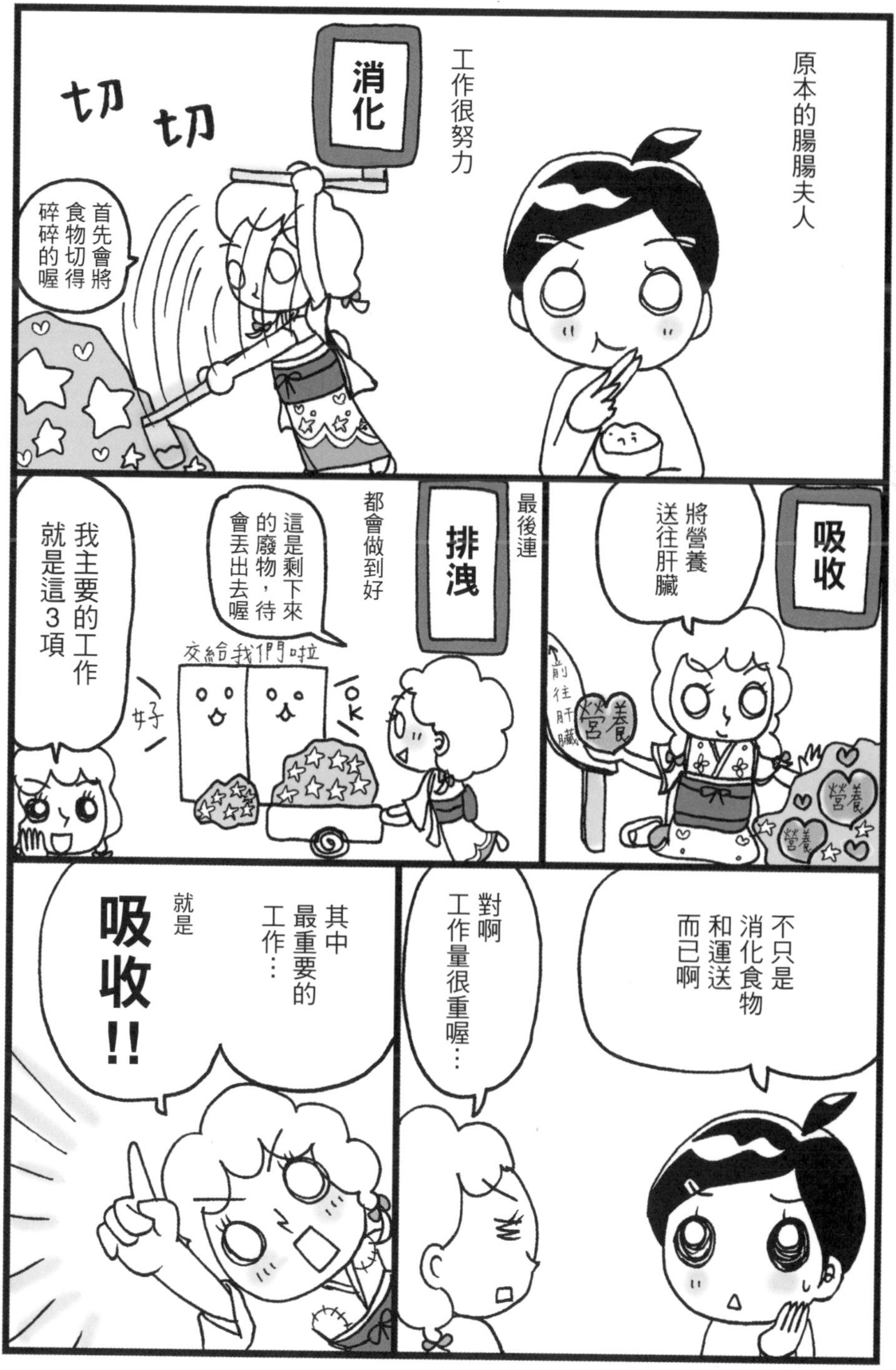
原本的腸腸夫人
工作很努力
消化
切 切
首先會將食物切得碎碎的喔
吸收
將營養送往肝臟
前往肝臟
營養
營養
營養
最後連
排洩
都會做到好
這是剩下來的廢物，待會丟出去喔
交給我們啦
OK
好
我主要的工作就是這3項
不只是消化食物和運送而已啊
對啊工作量很重喔…
其中最重要的工作…
就是
吸收!!

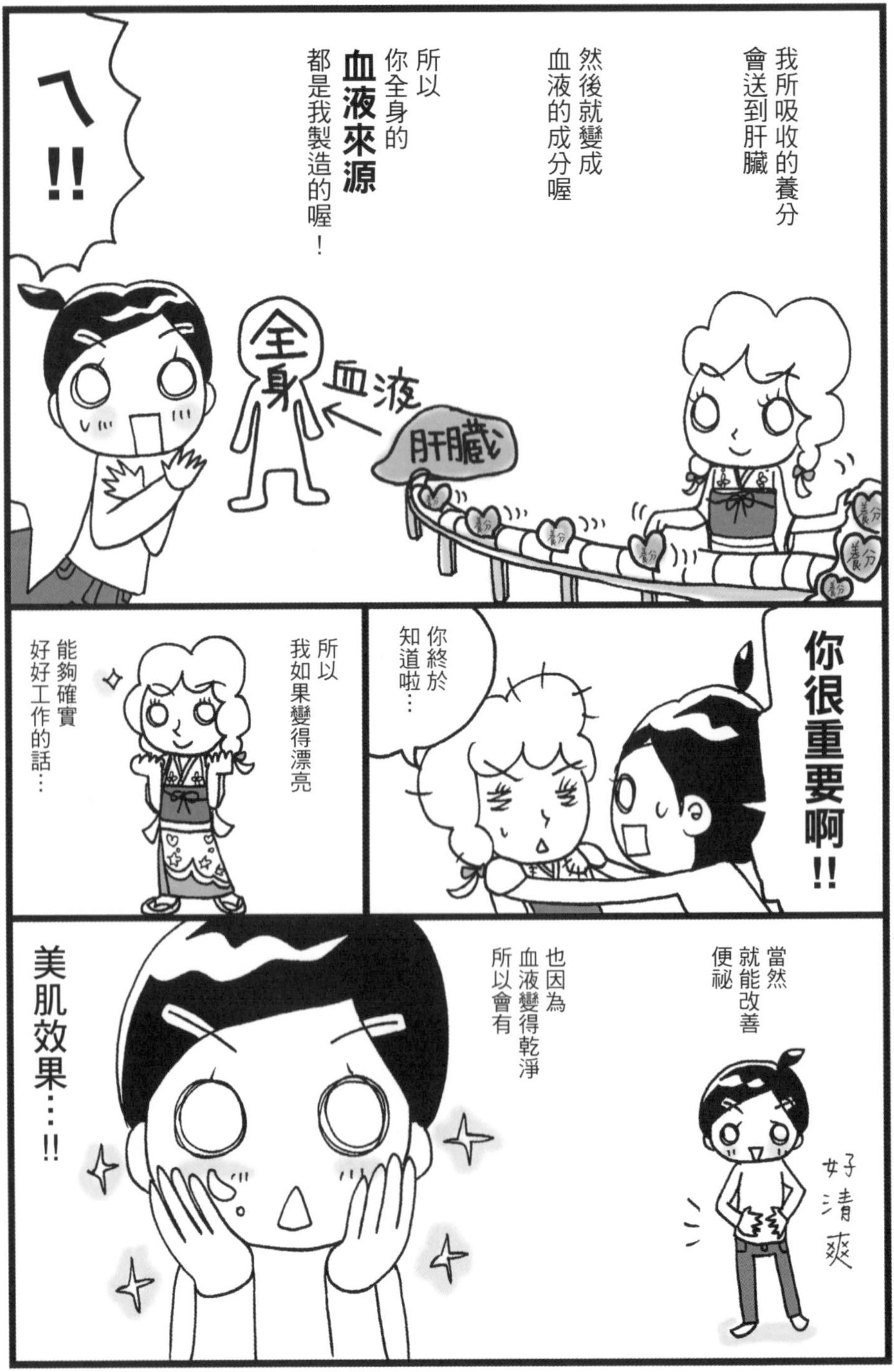
我所吸收的養分會送到肝臟
然後就變成血液的成分喔
所以你全身的血液來源都是我製造的喔！
ㄟ!!
全身
血液
肝臟
養分
你很重要啊!!
你終於知道啦…
所以我如果變得漂亮
能夠確實好好工作的話…
當然就能改善便祕
好清爽
也因為血液變得乾淨所以會有
美肌效果…!!

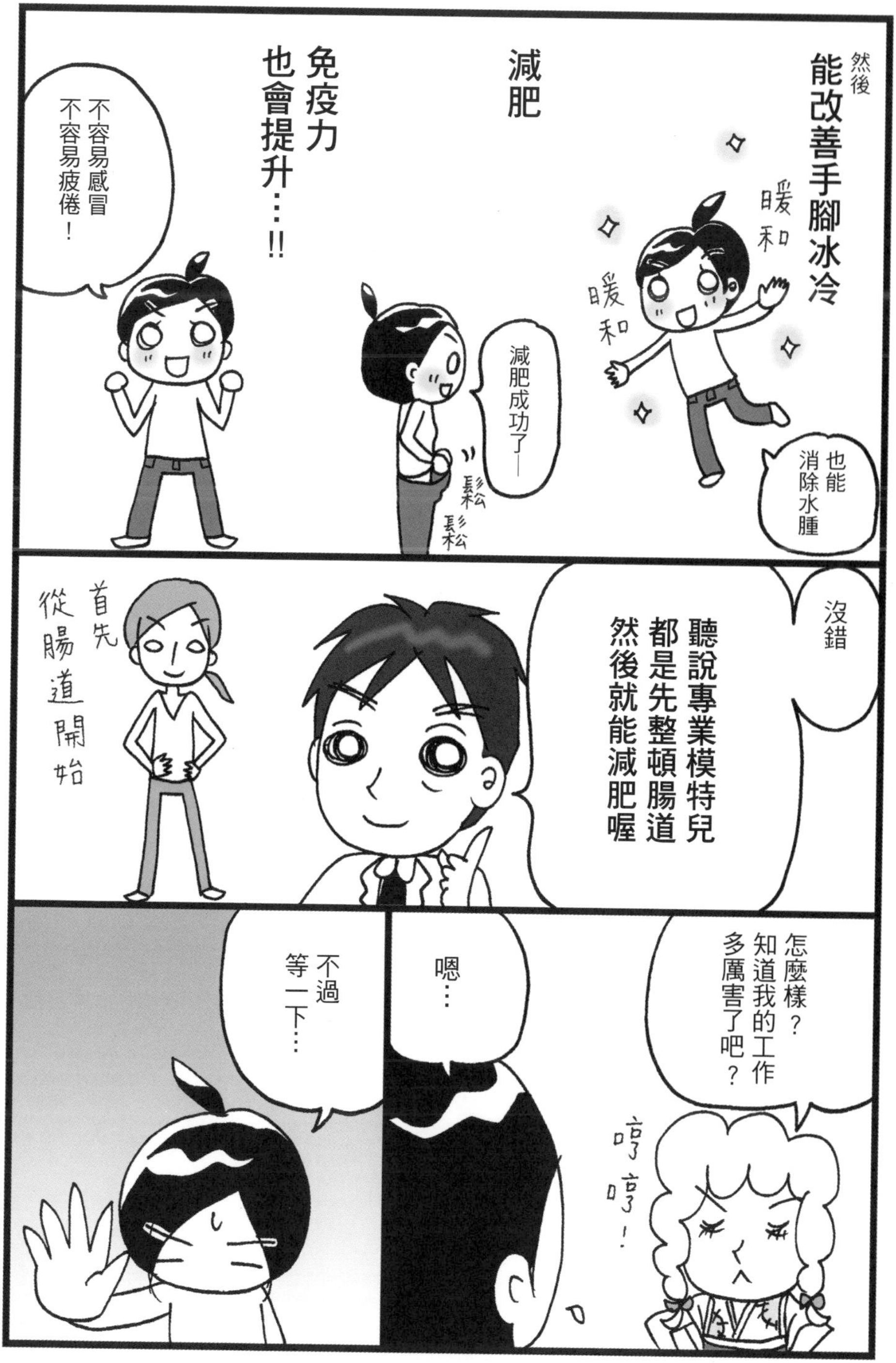
然後
能改善手腳冰冷
暖和
暖和
也能消除水腫
減肥
減肥成功了—
鬆
鬆
免疫力也會提升……!!
不容易感冒不容易疲倦！
沒錯
聽說專業模特兒都是先整頓腸道然後就能減肥喔
首先從腸道開始
怎麼樣？知道我的工作多厲害了吧？
哼哼！
嗯…
不過等一下…

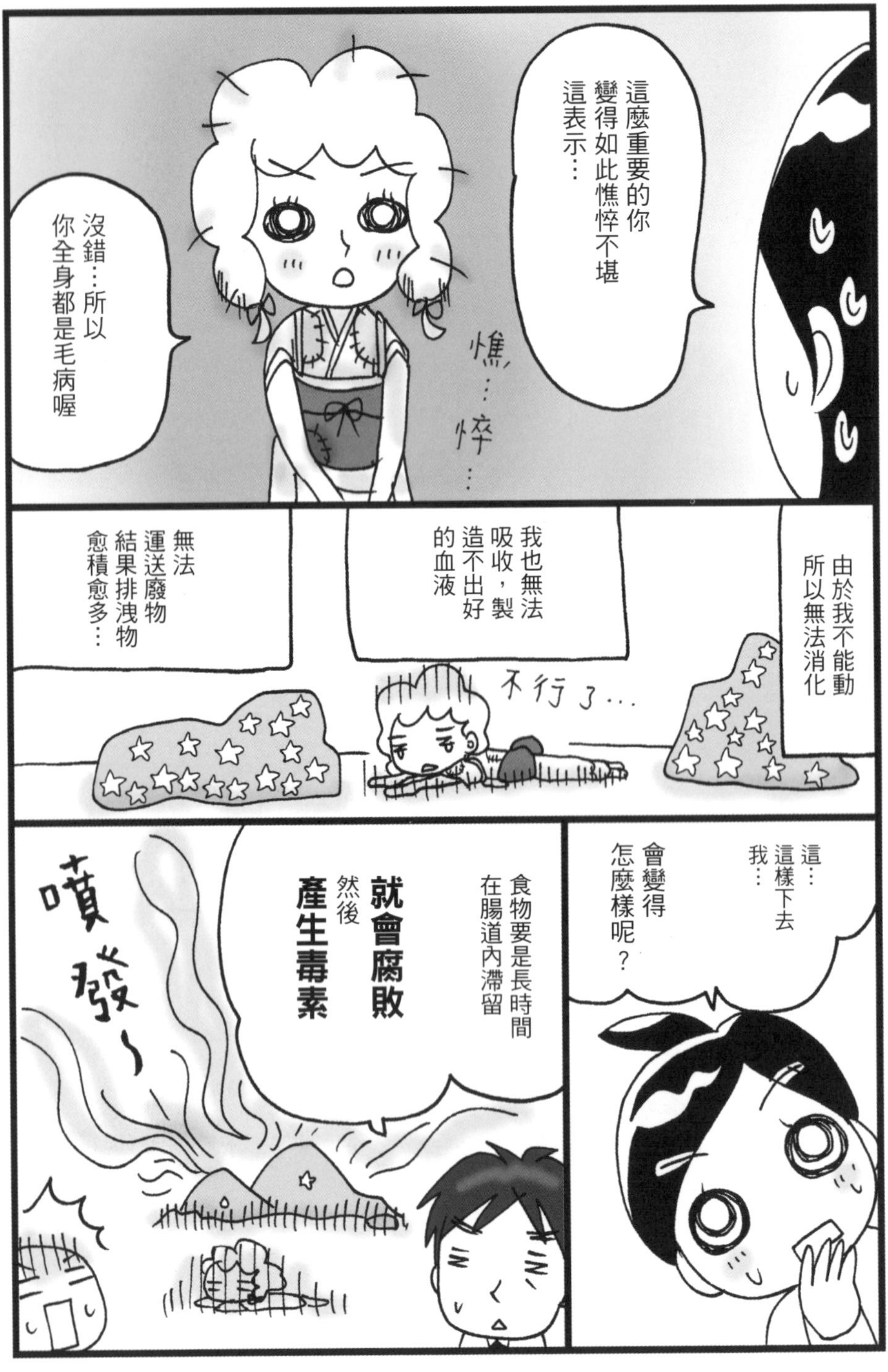
這麼重要的你
變得如此憔悴不堪
這表示…
沒錯…所以
你全身都是毛病喔
憔…悴…
由於我不能動
所以無法消化
我也無法
吸收，製
造不出好
的血液
無法
運送廢物
結果排洩物
愈積愈多…
不行了…
這…
這樣下去
我…
會變得
怎麼樣呢？
食物要是長時間
在腸道內滯留
就會腐敗
然後
產生毒素
噴發～

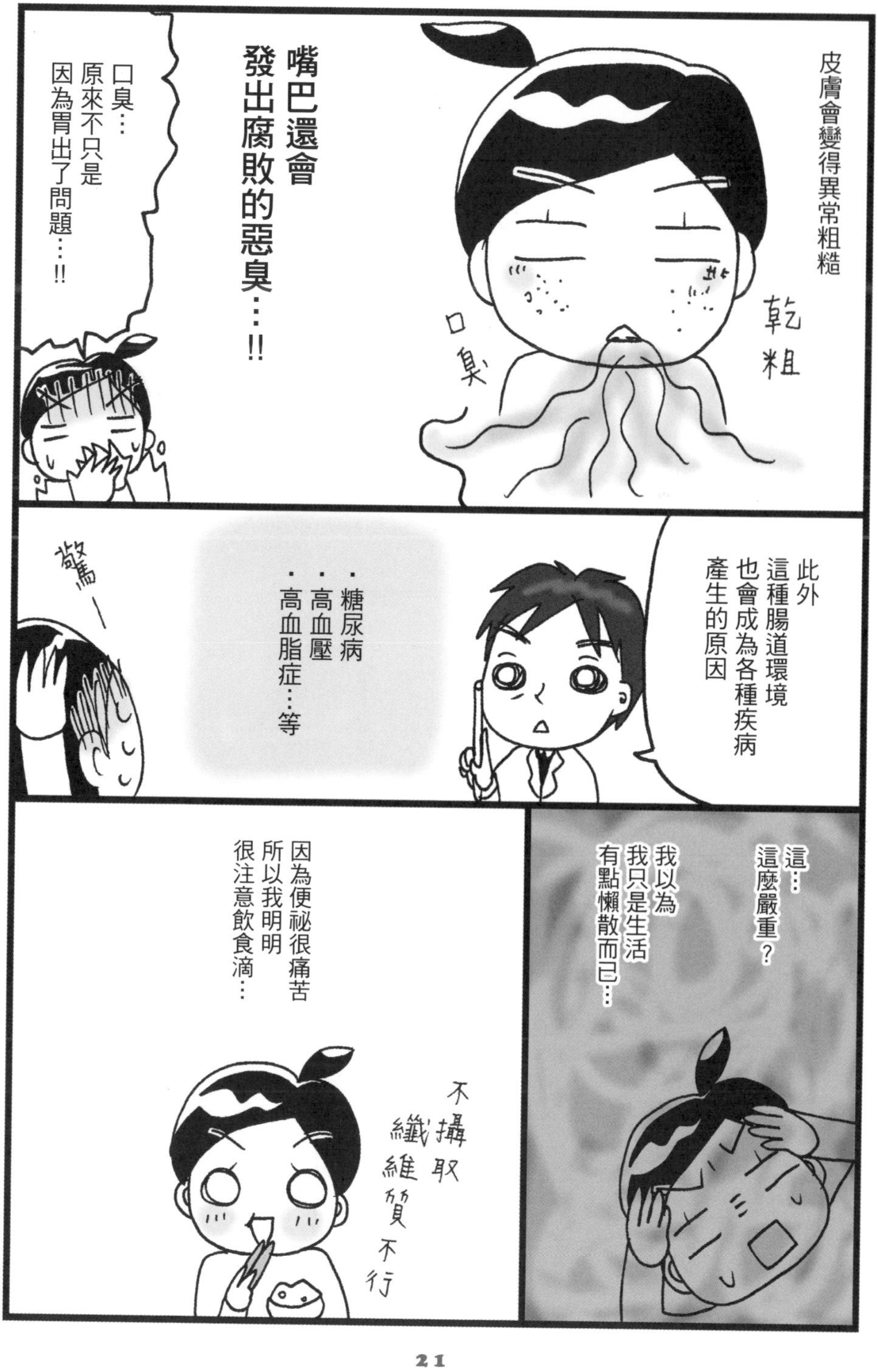
皮膚會變得異常粗糙
乾粗
口臭
嘴巴還會發出腐敗的惡臭…!!
口臭…原來不只是因為胃出了問題…!!
此外這種腸道環境也會成為各種疾病產生的原因
・糖尿病
・高血壓
・高血脂症…等
驚—
這…這麼嚴重?
我以為我只是生活有點懶散而已…
因為便祕很痛苦所以我明明很注意飲食滴…
不攝取纖維質不行

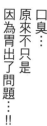

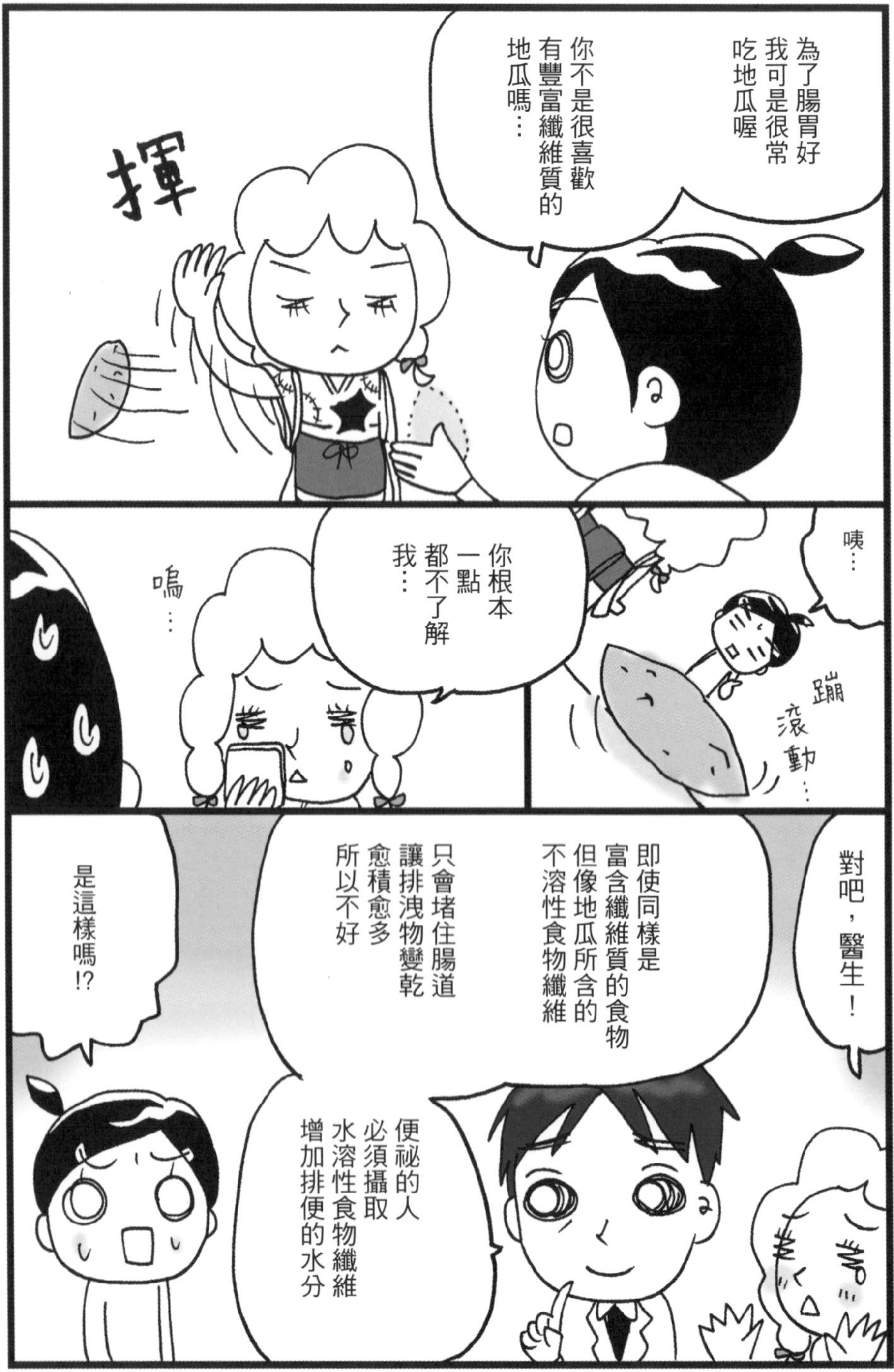
為了腸胃好我可是很常吃地瓜喔
你不是很喜歡有豐富纖維質的地瓜嗎……
揮
咦……
蹦
滾動…
你根本一點都不了解我……
嗚……
對吧，醫生！
即使同樣是富含纖維質的食物但像地瓜所含的不溶性食物纖維只會堵住腸道讓排洩物變乾愈積愈多所以不好
是這樣嗎!?
便祕的人必須攝取水溶性食物纖維增加排便的水分

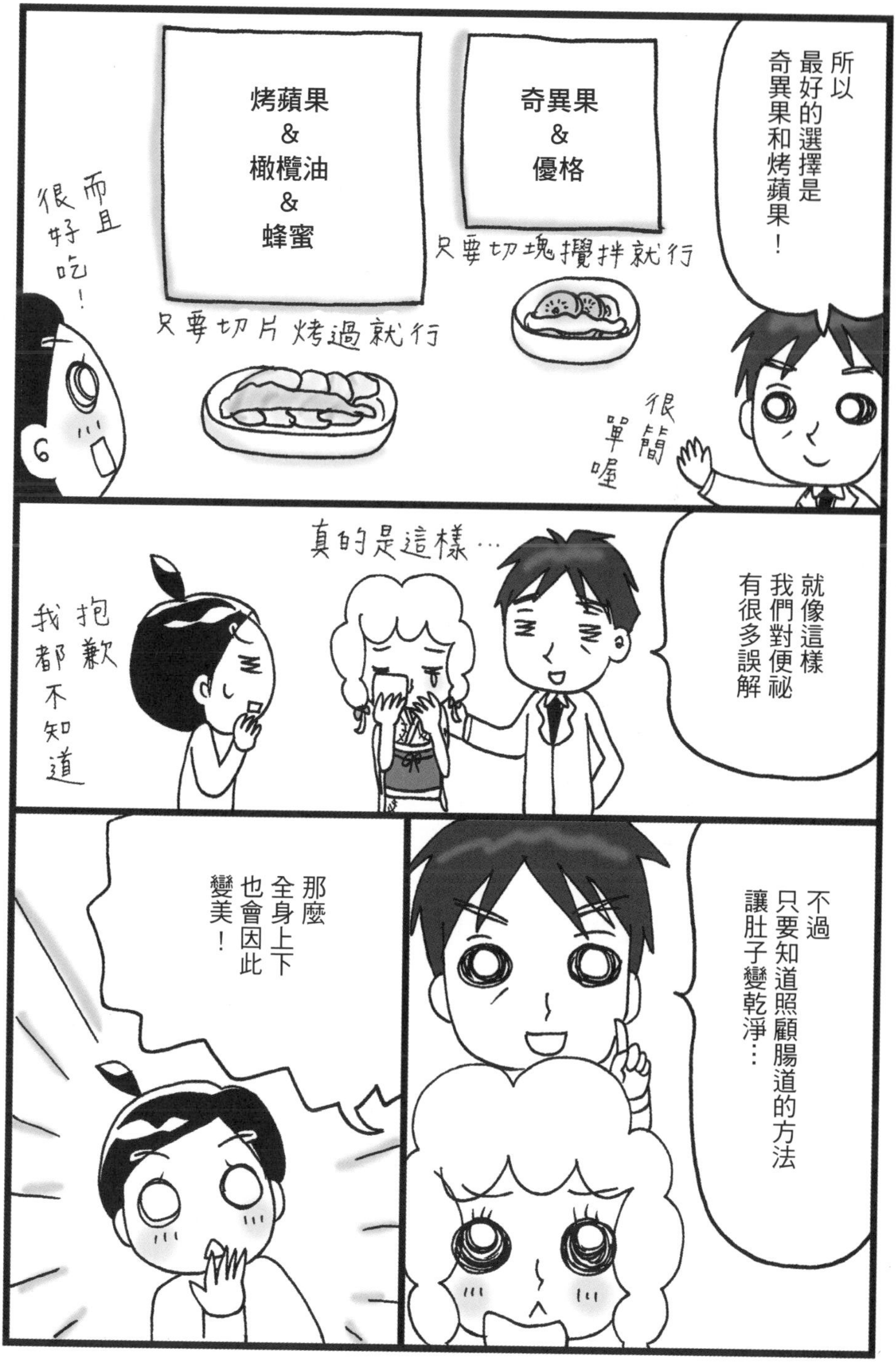

所以
最好的選擇是
奇異果和烤蘋果！
奇異果
&
優格
只要切塊攪拌就行
很簡單喔
烤蘋果
&
橄欖油
&
蜂蜜
只要切片烤過就行
而且很好吃！
就像這樣
我們對便祕
有很多誤解
真的是這樣…
抱歉
我都不知道
不過
只要知道照顧腸道的方法
讓肚子變乾淨…
那麼
全身上下
也會因此
變美！

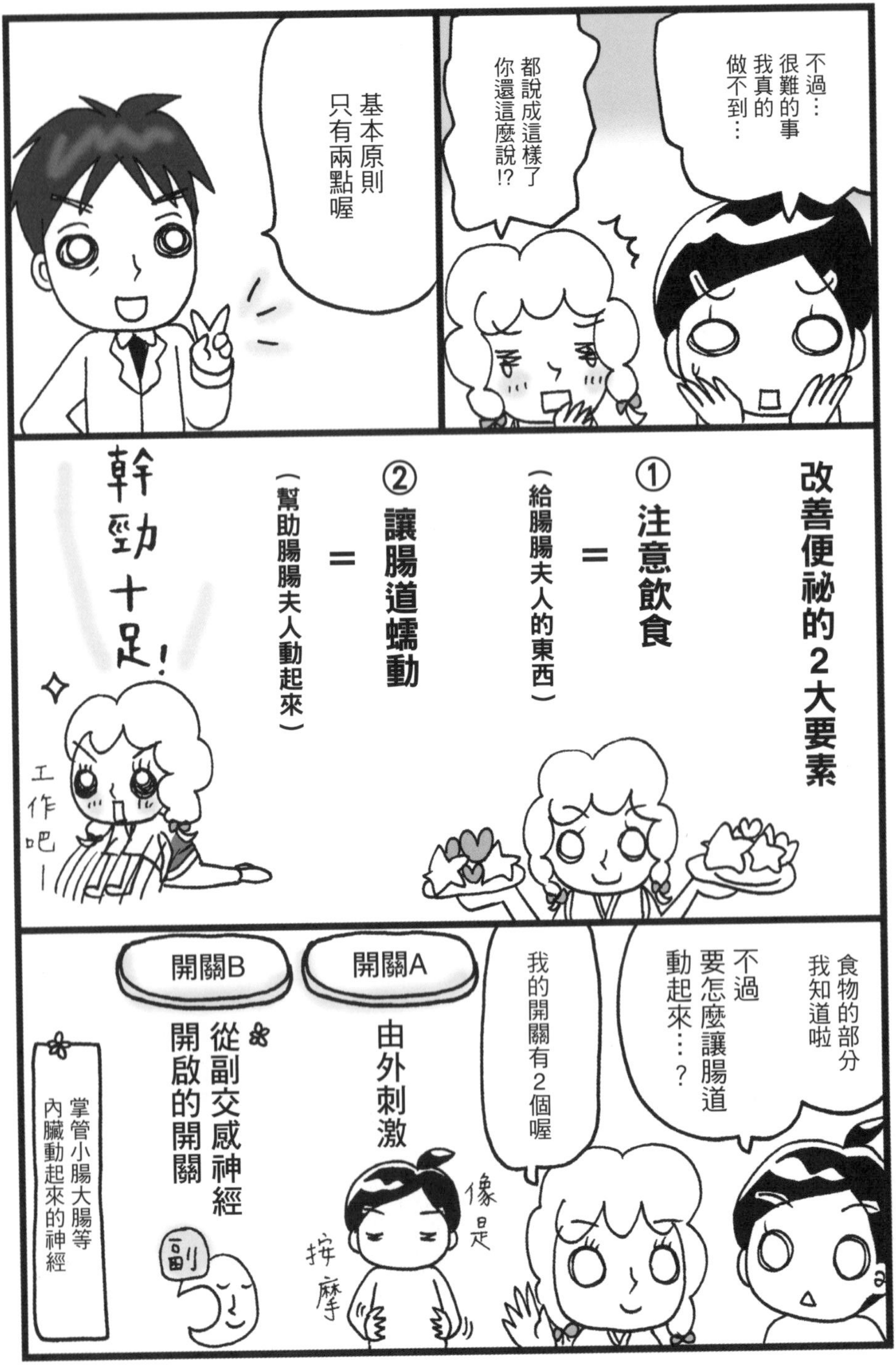
不過…很難的事我真的做不到…
都說成這樣了你還這麼說!?
基本原則只有兩點喔
改善便祕的2大要素
①注意飲食
＝（給腸腸夫人的東西）
②讓腸道蠕動
＝（幫助腸腸夫人動起來）
幹勁十足!
工作吧ー
食物的部分我知道啦
不過要怎麼讓腸道動起來…?
我的開關有2個喔
開關A
由外刺激
像是按摩
開關B
從副交感神經開啟的開關
掌管小腸大腸等內臟動起來的神經
副

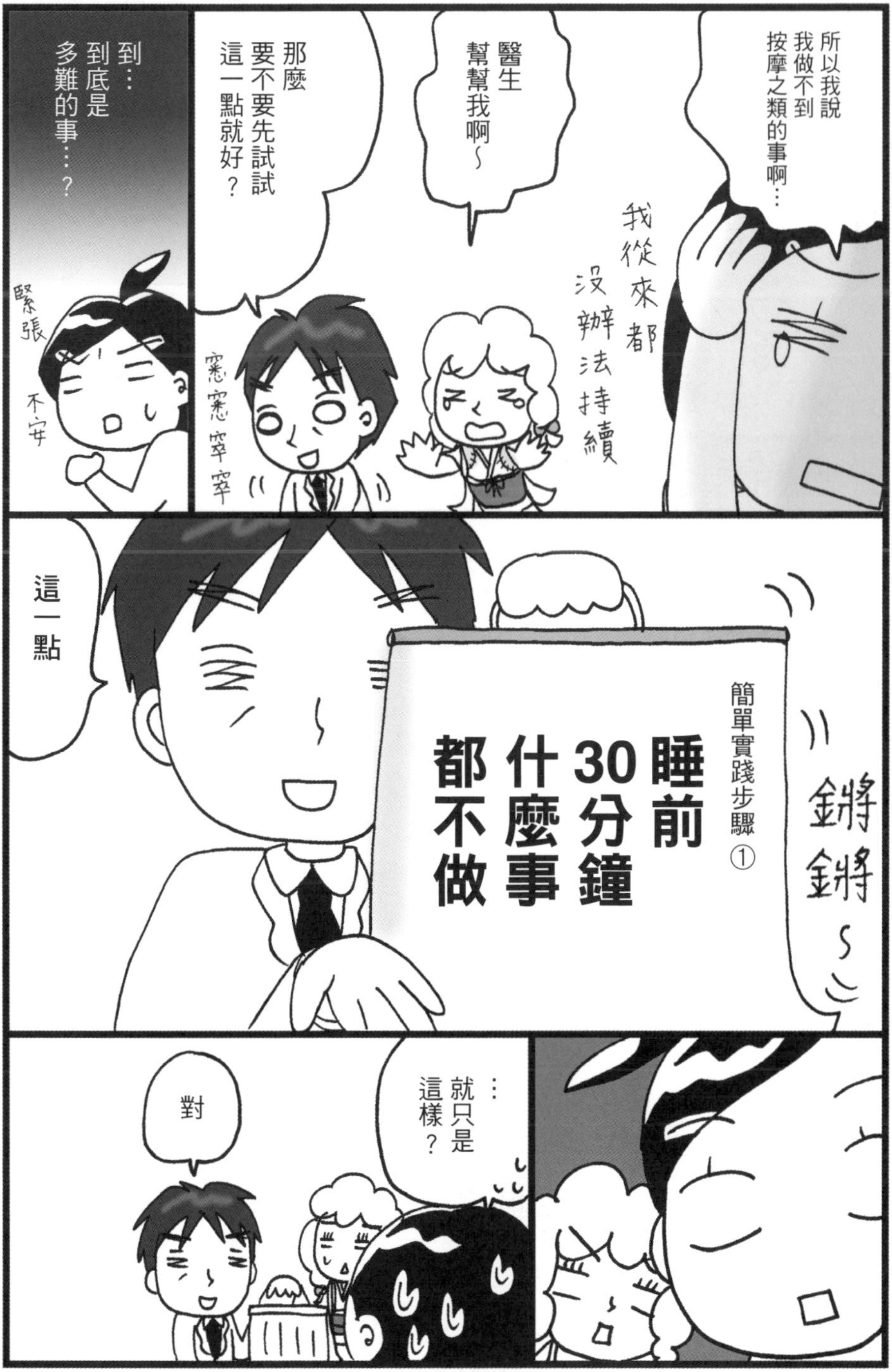
所以我說
我做不到
按摩之類的事啊…
我從來都沒辦法持續
醫生
幫幫我啊～
那麼
要不要先試試
這一點就好？
到…
到底是
多難的事…？
緊張
不安
窸窸窣窣
鏘鏘～
簡單實踐步驟①
睡前30分鐘什麼事都不做
這一點
…就只是這樣？
對

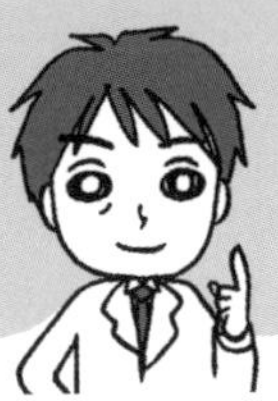

小林教授的便祕 Q&A

1

Q 我有便祕嗎？其實我不太確定耶…

A 一般認為便祕的定義是，「3天以上沒排便，或就算有排便，一天的排便量在35公克以下」。聽到這麼明確的標準，很多人可能會擔心地想「我好像有便祕…」吧。

不過，也有人是因為「每天都一定要排便」的這種強迫觀念，本來沒便祕卻變成有便祕。在排便的頻率上，有人一天排便一次，但也有人是兩天一次，次數多的人還會一天兩次。但只要能排便，而且頻率不會讓你不舒服，那就是適合你的排便頻率。反倒是，如果因為沒排便而感到焦慮，上廁所時不必要地出力，還常使用幫助排便的藥，才會對腸道造成負擔。這種壓力的本身就會導致便祕。

重點不是「每天都要排便」，而是吃東西要吃得開心，但別讓肚子覺得撐及不舒服。不要拘泥於數值，倒不如隨興一點，這才是整頓腸道環境的第一步。

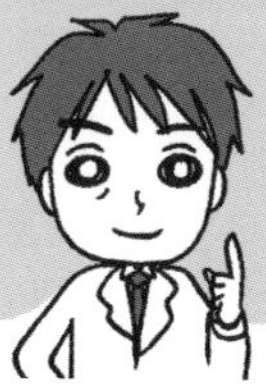

小林教授的便祕 Q&A

2

Q 每天的排便量多少最好？

A 理想的排便量，是1天大約150～200公克，體積大概比網球稍微再大一點。至於狀態，正如大家常說的，應該是軟得恰到好處的香蕉狀，顏色在黃色～褐色之間。如果腸道環境整頓好，每天就能順利有這樣的排便。

不過，怎麼說這都是理想狀態。與其重視「量」，不如注意自己的身心是否舒暢。比方說，就算不是每天排便，量也不多，但排便後覺得很清爽，那就沒問題。

至於排便後沒有清爽感，可能是本來吃得就少，減肥時容易便祕，也是因為這個原因。腸道在食物進入後，就會自然蠕動，如果食物量較少，腸道就不會察覺到，因此沒有動靜。這種時候，要開始有意識的攝取水溶性食物纖維，以成為排便的材料，並增加食物量、吃早餐，以開啟腸道活動的開關。

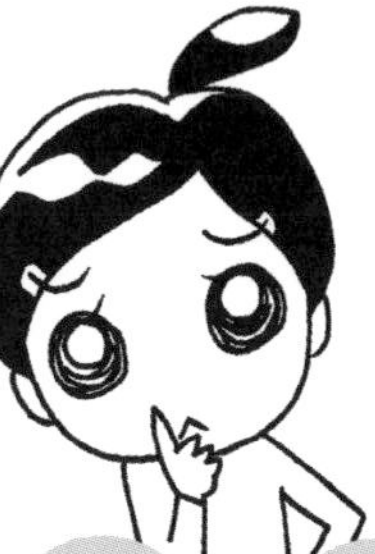

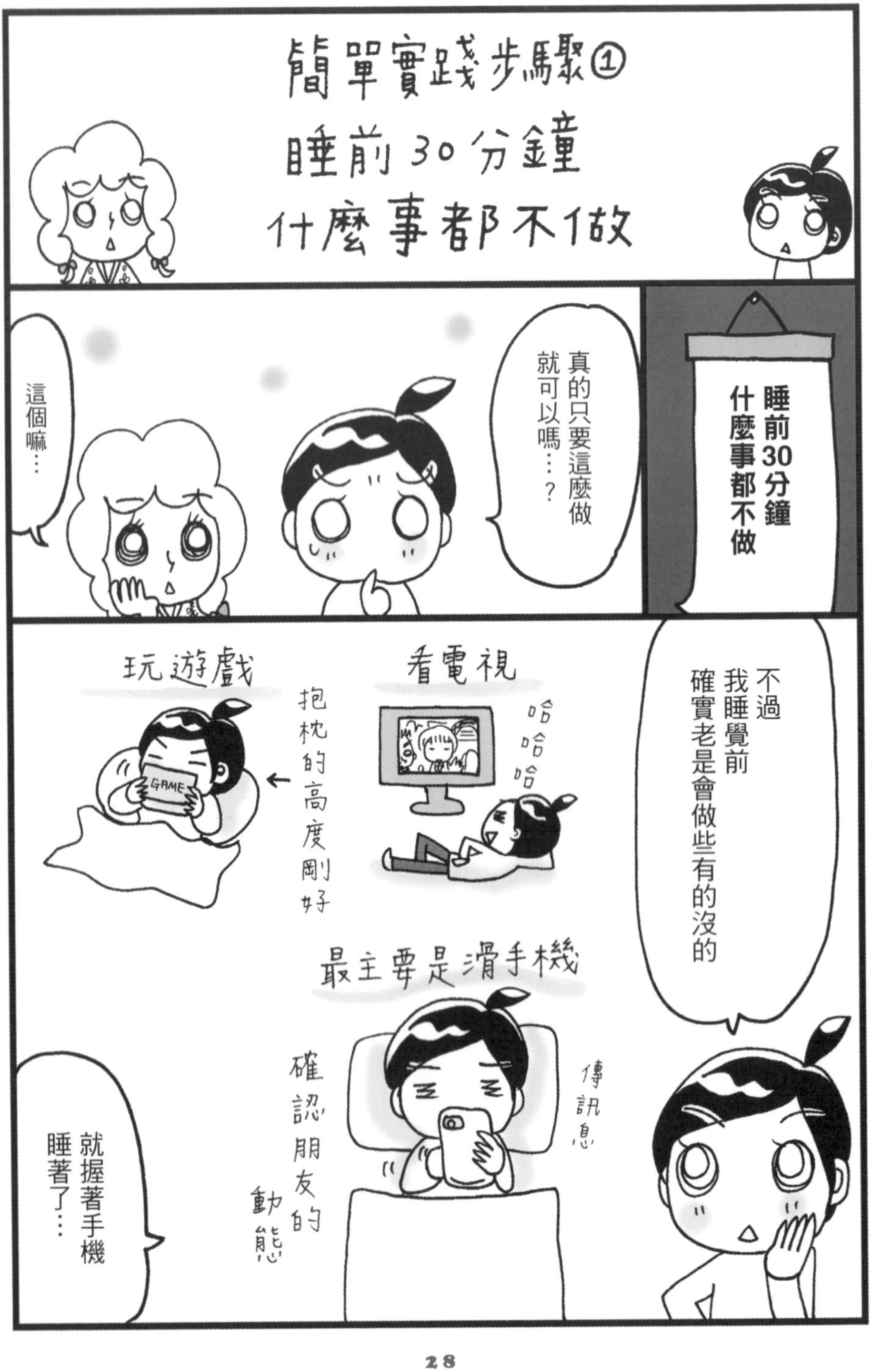
簡單實踐步驟①
睡前30分鐘
什麼事都不做
睡前30分鐘什麼事都不做
真的只要這麼做就可以嗎…？
這個嘛…
不過我睡覺前確實老是會做些有的沒的
看電視
哈哈哈
玩遊戲
GAME
抱枕的高度剛好
最主要是滑手機
傳訊息
確認朋友的動態
就握著手機睡著了…

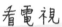

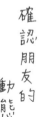

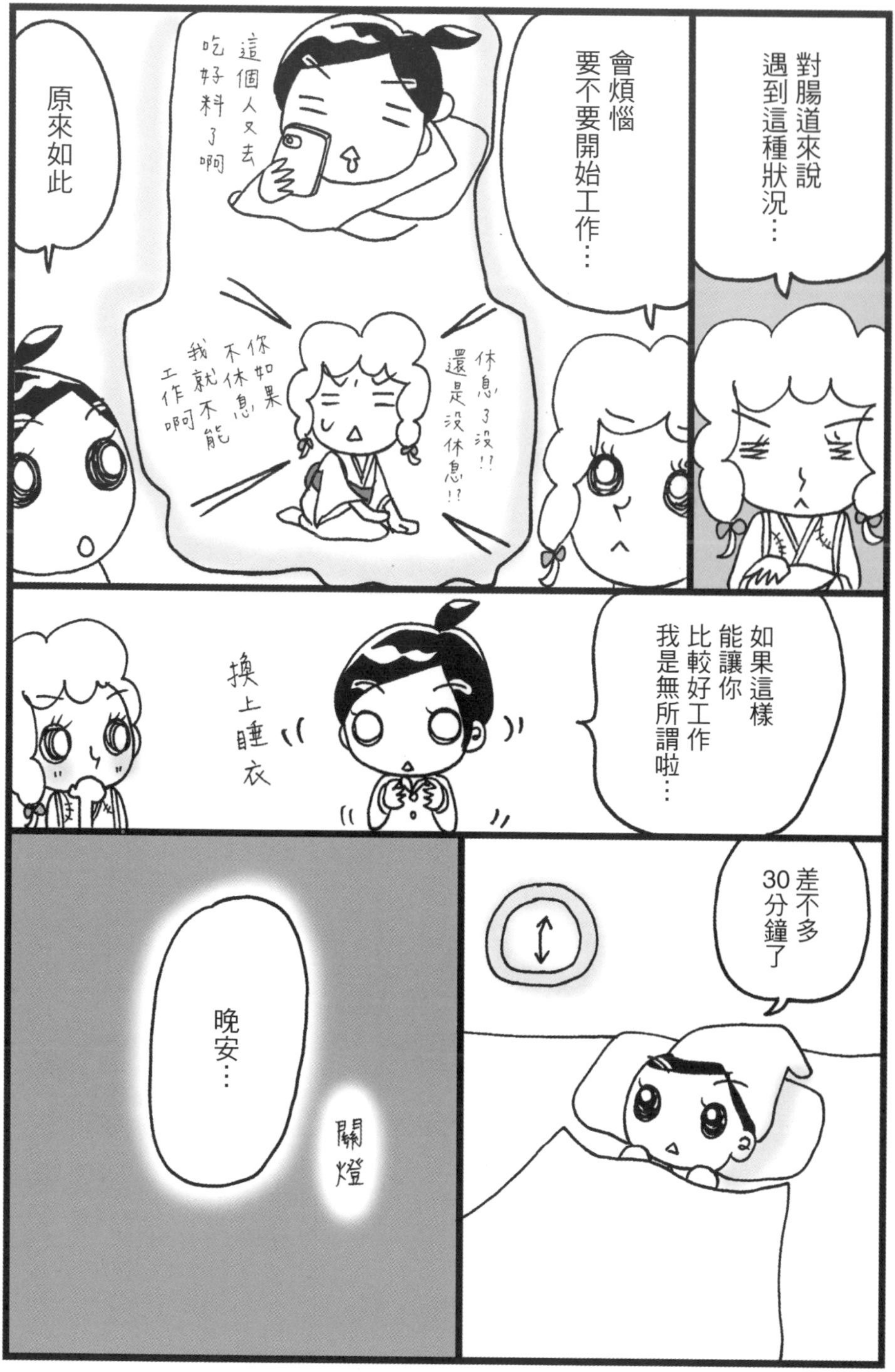
對腸道來說
遇到這種狀況…
會煩惱
要不要開始工作…
這個人又去吃好料了啊
休息了沒!! 還是沒休息!?
你如果不休息，我就不能工作啊
原來如此
如果這樣
能讓你
比較好工作
我是無所謂啦…
換上睡衣
差不多
30分鐘了
關燈
晚安…

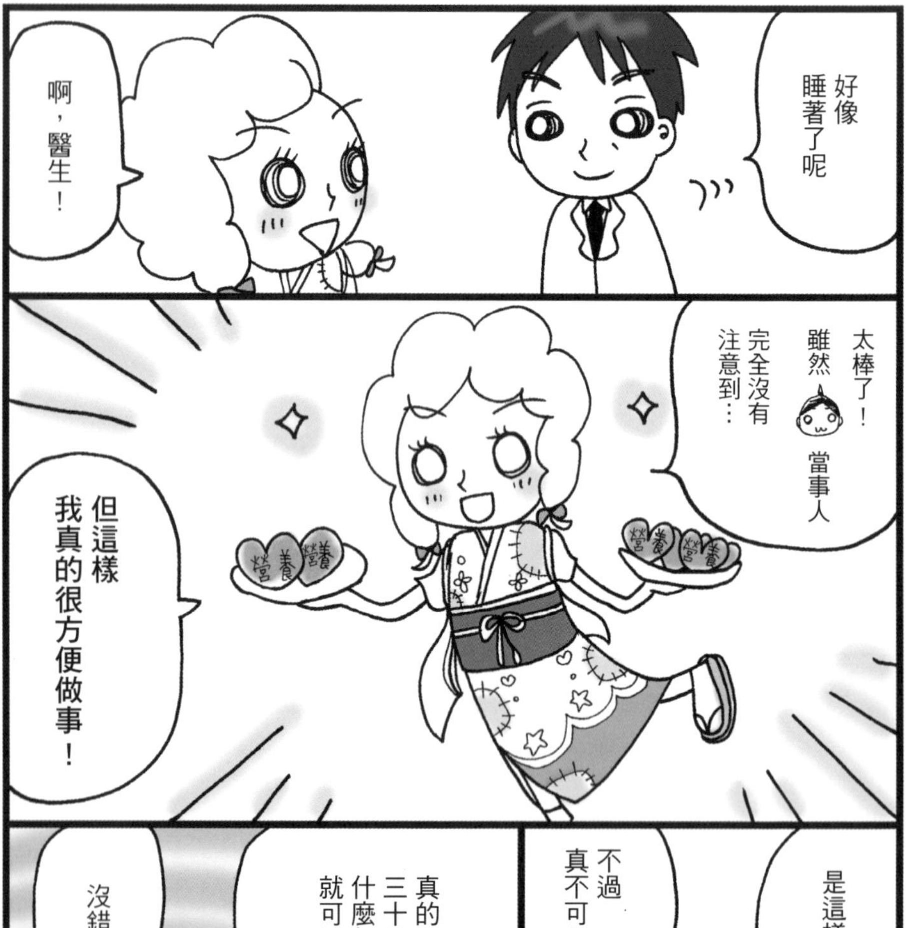
好像睡著了呢
啊，醫生！
太棒了！雖然當事人完全沒有注意到……
但這樣我真的很方便做事！
是這樣呢
不過真不可思議……
真的只要睡前三十分鐘開始什麼都不做就可以嗎？
沒錯

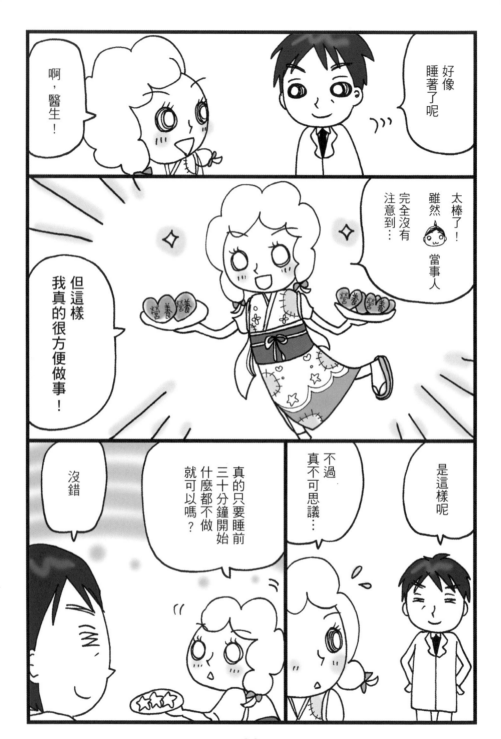

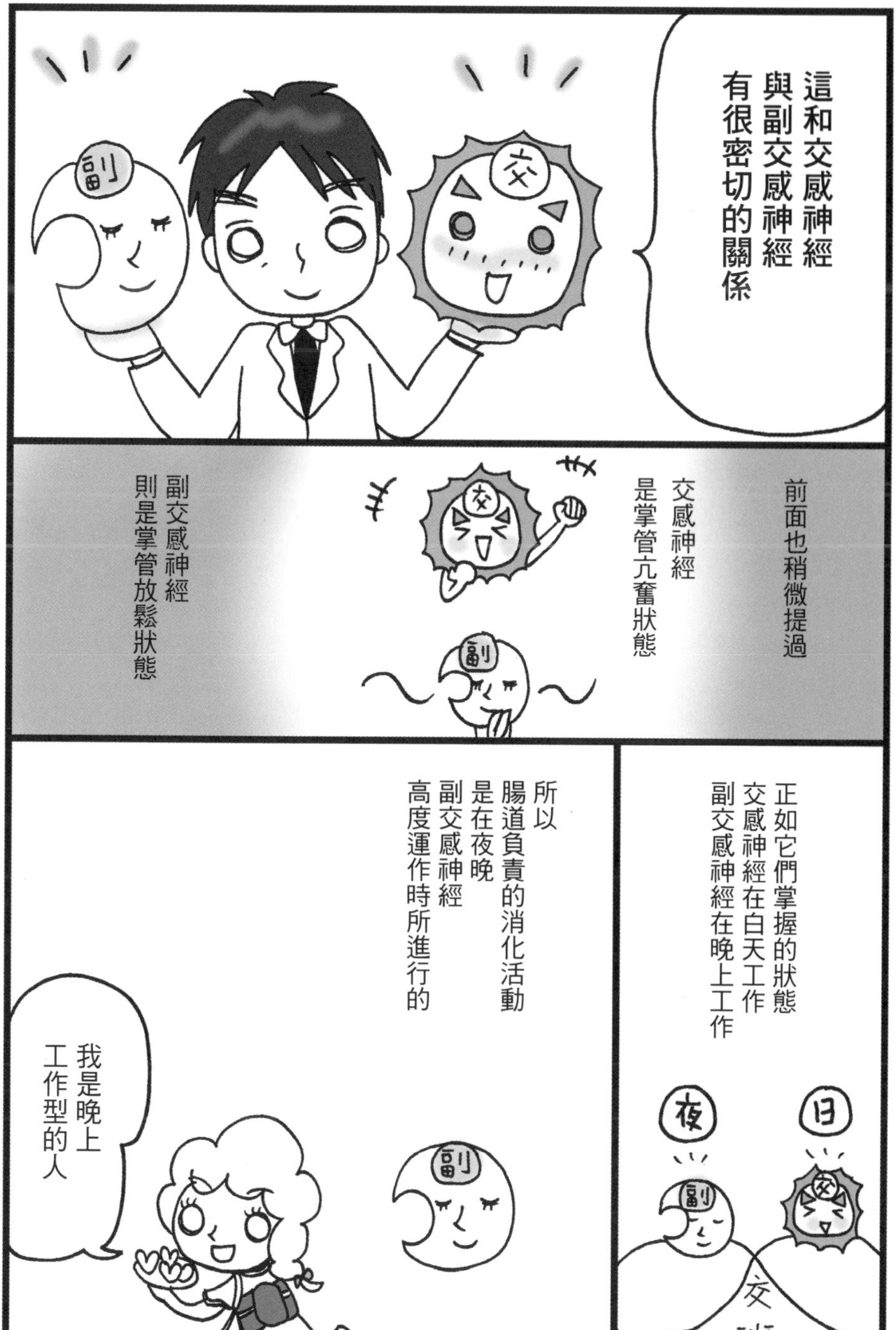

這和交感神經與副交感神經有很密切的關係
副
交
前面也稍微提過
交感神經是掌管亢奮狀態
副交感神經則是掌管放鬆狀態
交
副
正如它們掌握的狀態交感神經在白天工作副交感神經在晚上工作
日
夜
交
副
交班
所以腸道負責的消化活動是在夜晚副交感神經高度運作時所進行的
副
我是晚上工作型的人

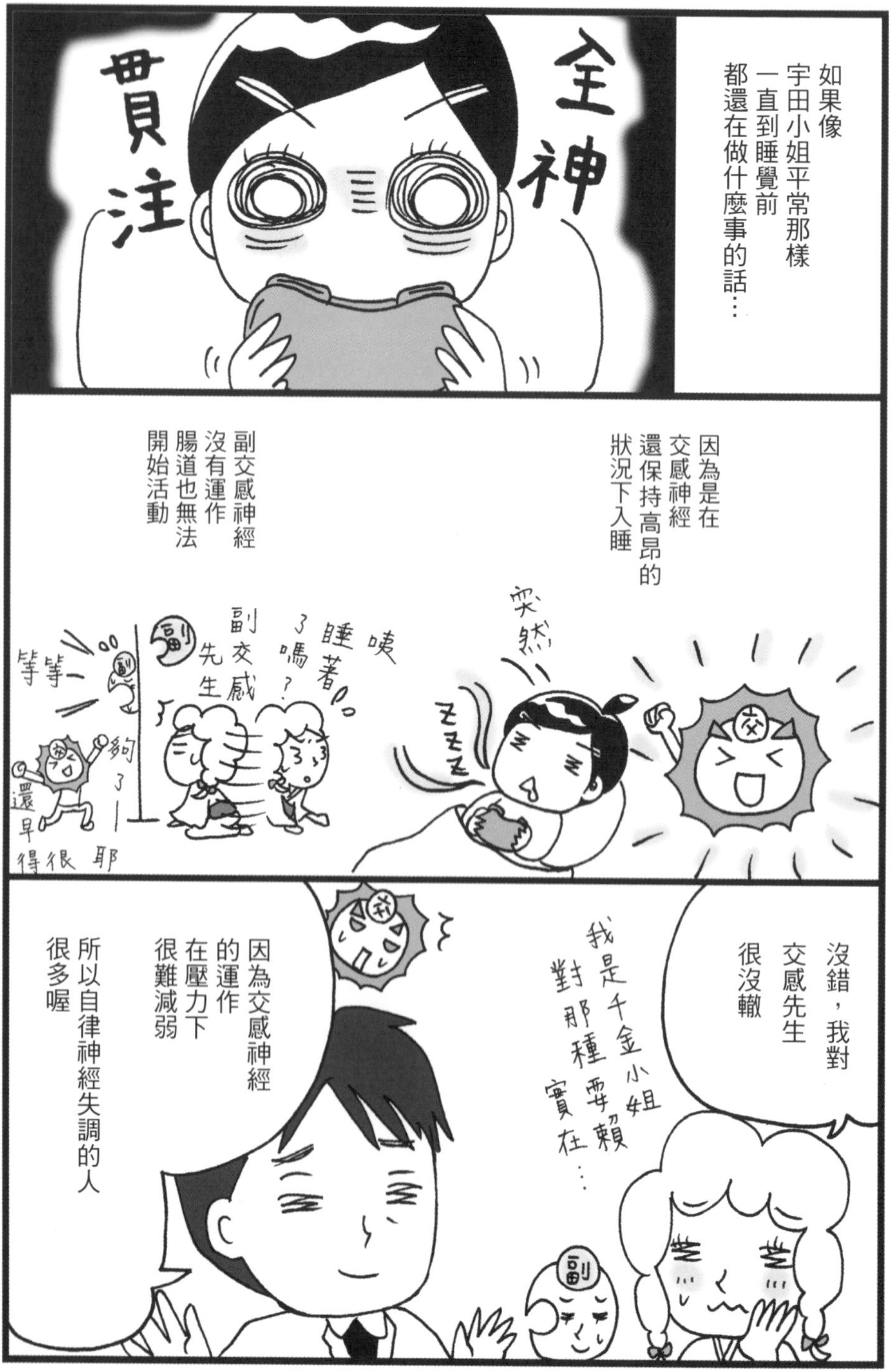

如果像
宇田小姐平常那樣
一直到睡覺前
都還在做什麼事的話…
全神
貫注
因為是在
交感神經
還保持高昂的
狀況下入睡
副交感神經
沒有運作
腸道也無法
開始活動
突然
咦
睡著了嗎？
副交感先生
等等
夠了
還早得很耶
沒錯，我對
交感先生
很沒轍
我是千金小姐
對那種耍賴
實在…
因為交感神經
的運作
在壓力下
很難減弱
所以自律神經失調的人
很多喔

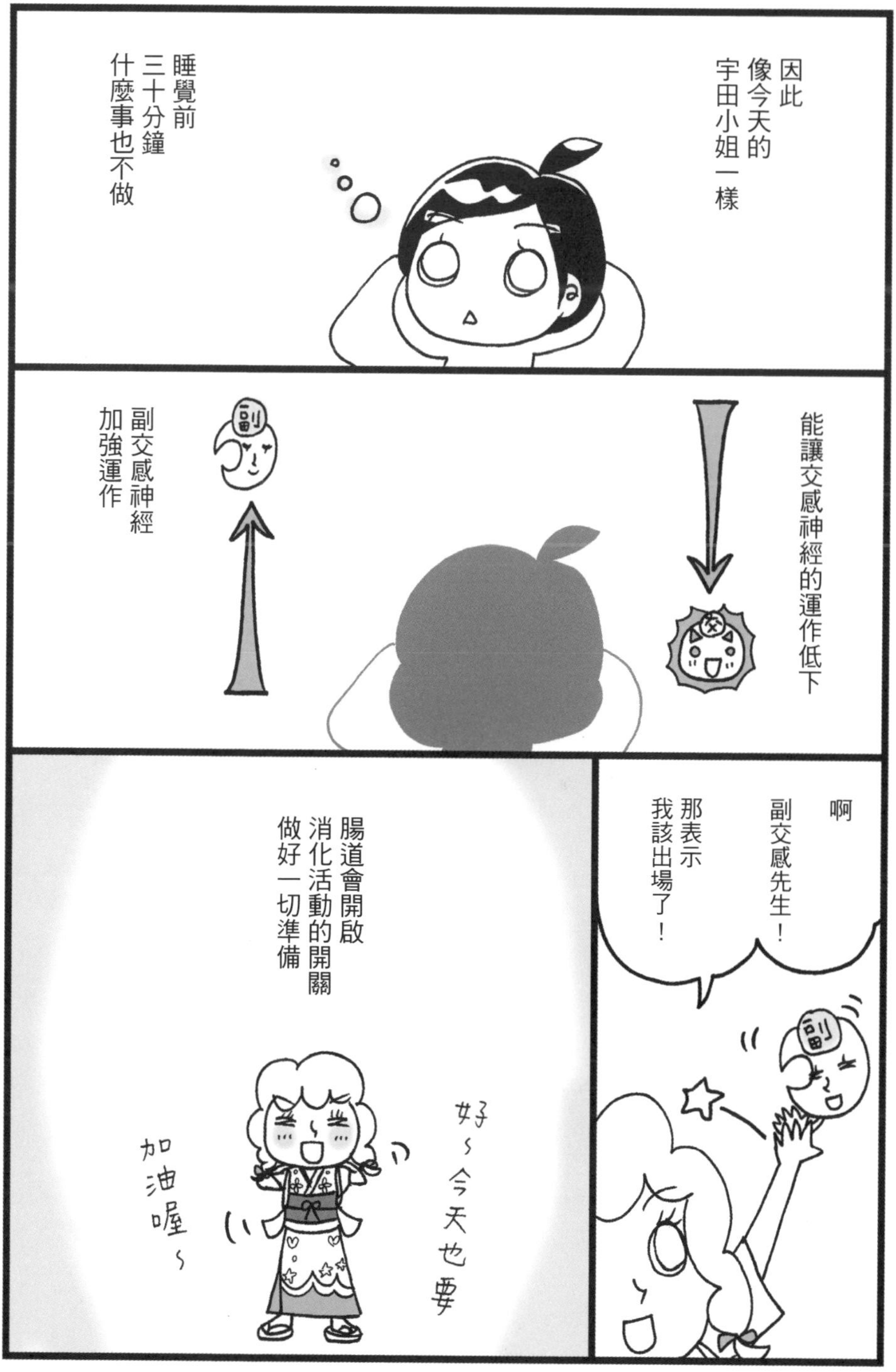
因此
像今天的
宇田小姐一樣
睡覺前
三十分鐘
什麼事也不做
能讓交感神經的運作低下
交
副
副交感神經
加強運作
啊
副交感先生！
那表示
我該出場了！
副
腸道會開啟
消化活動的開關
做好一切準備
好～今天也要
加油喔～

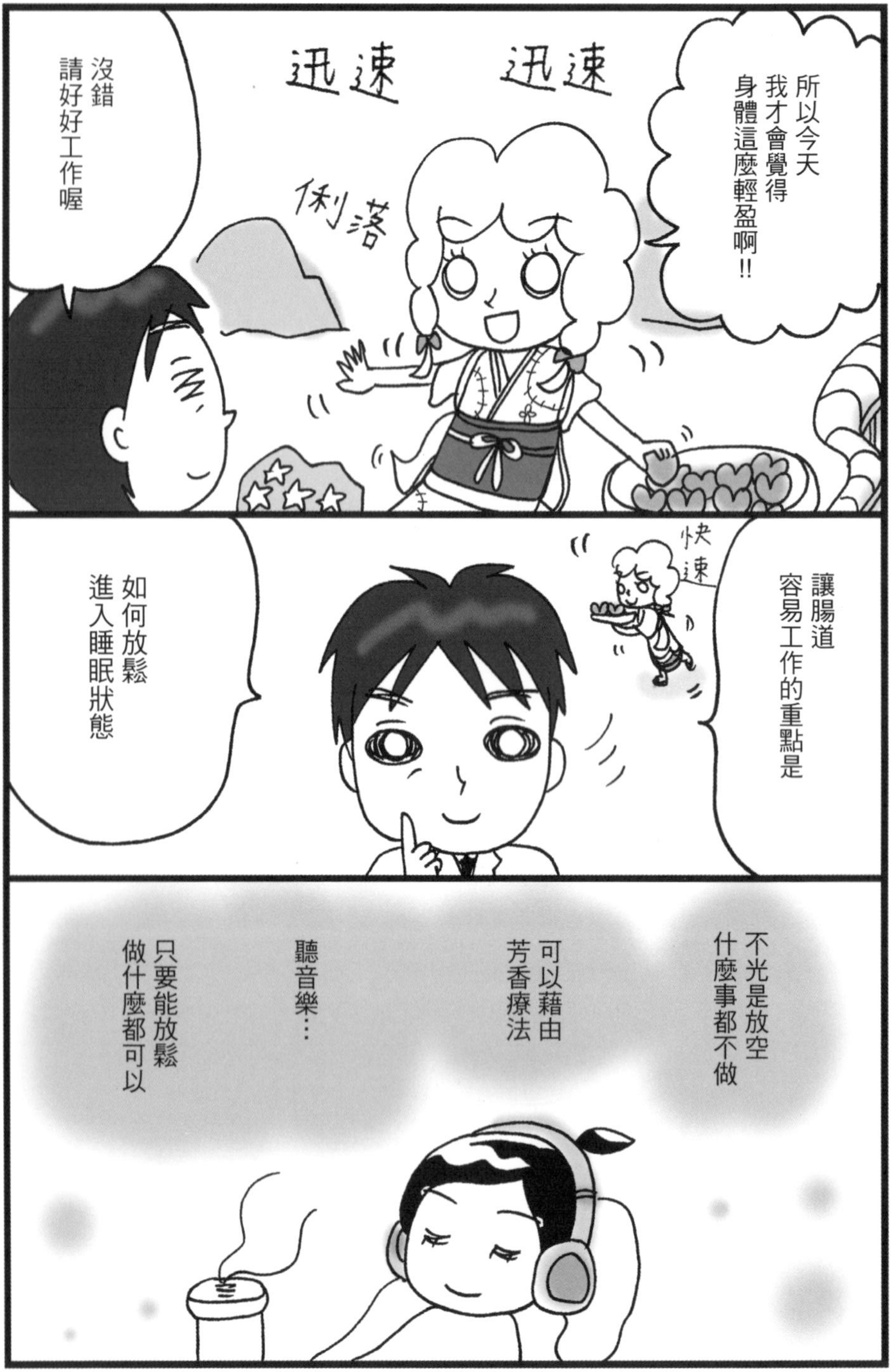
所以今天
我才會覺得
身體這麼輕盈啊!!
迅速 迅速
俐落
沒錯
請好好工作喔
讓腸道
容易工作的重點是
快速
如何放鬆
進入睡眠狀態
不光是放空
什麼事都不做
可以藉由
芳香療法
聽音樂…
只要能放鬆
做什麼都可以

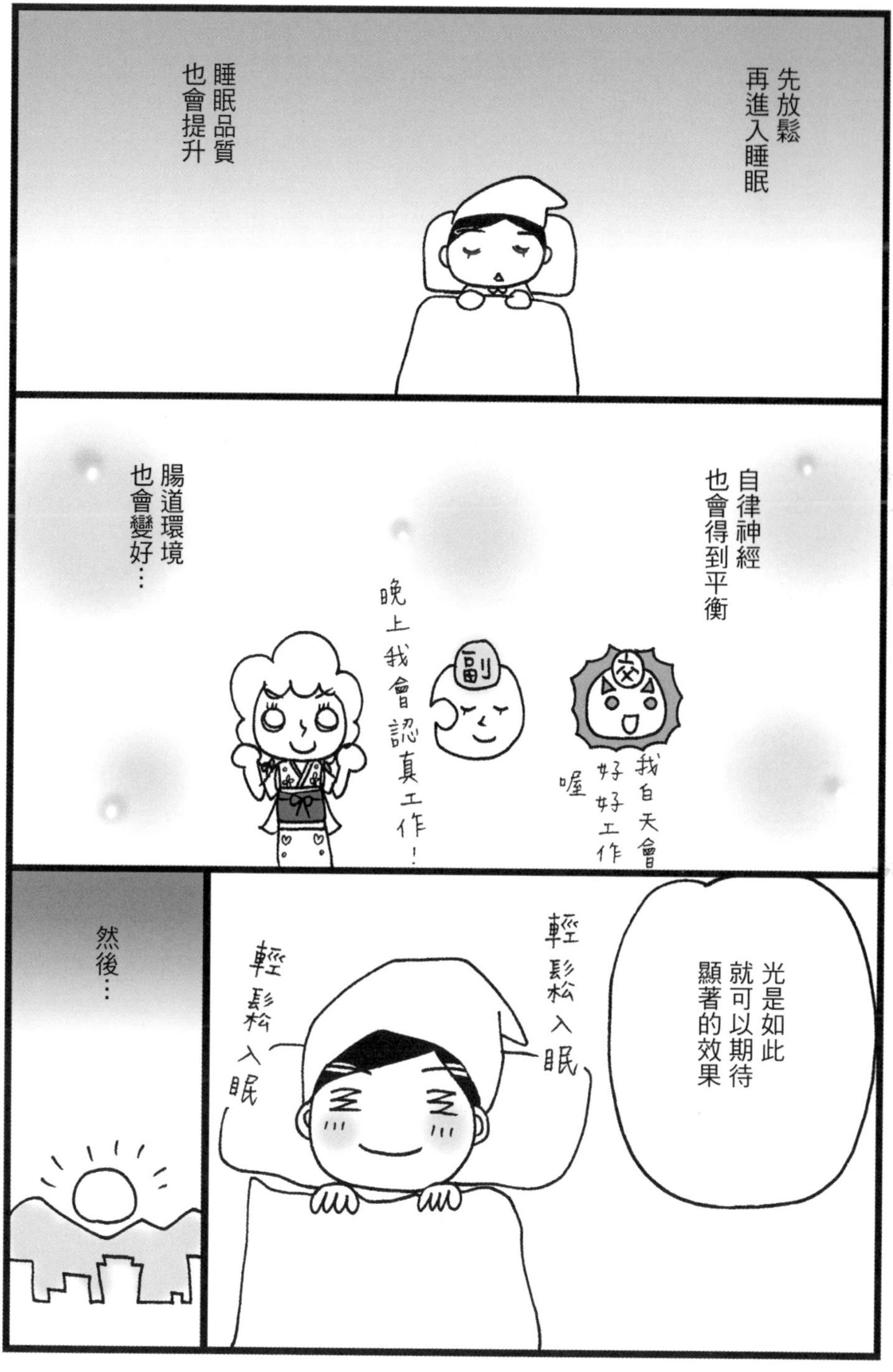
先放鬆
再進入睡眠
睡眠品質
也會提升
自律神經
也會得到平衡
我白天會
好好工作
喔
副
晚上我會認真工作！
腸道環境
也會變好…
然後…
光是如此
就可以期待
顯著的效果
輕鬆入眠
輕鬆入眠

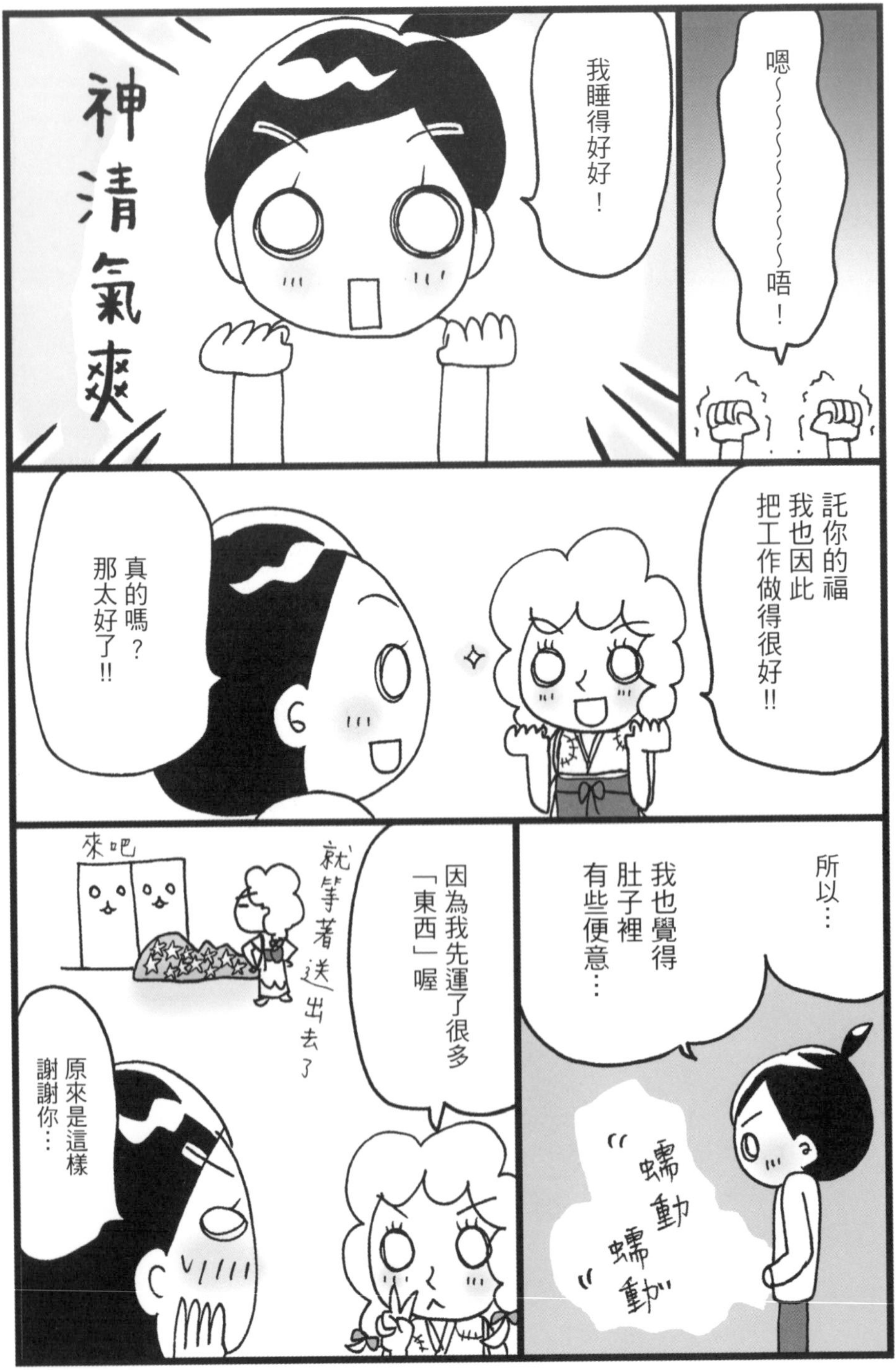
嗯～～～～～～～～～唔！
我睡得好好！
神清氣爽
託你的福
我也因此
把工作做得很好!!
真的嗎？
那太好了!!
所以…
我也覺得
肚子裡
有些便意…
蠕動
蠕動
因為我先運了很多
「東西」喔
來吧
就等著送出去了
原來是這樣
謝謝你…

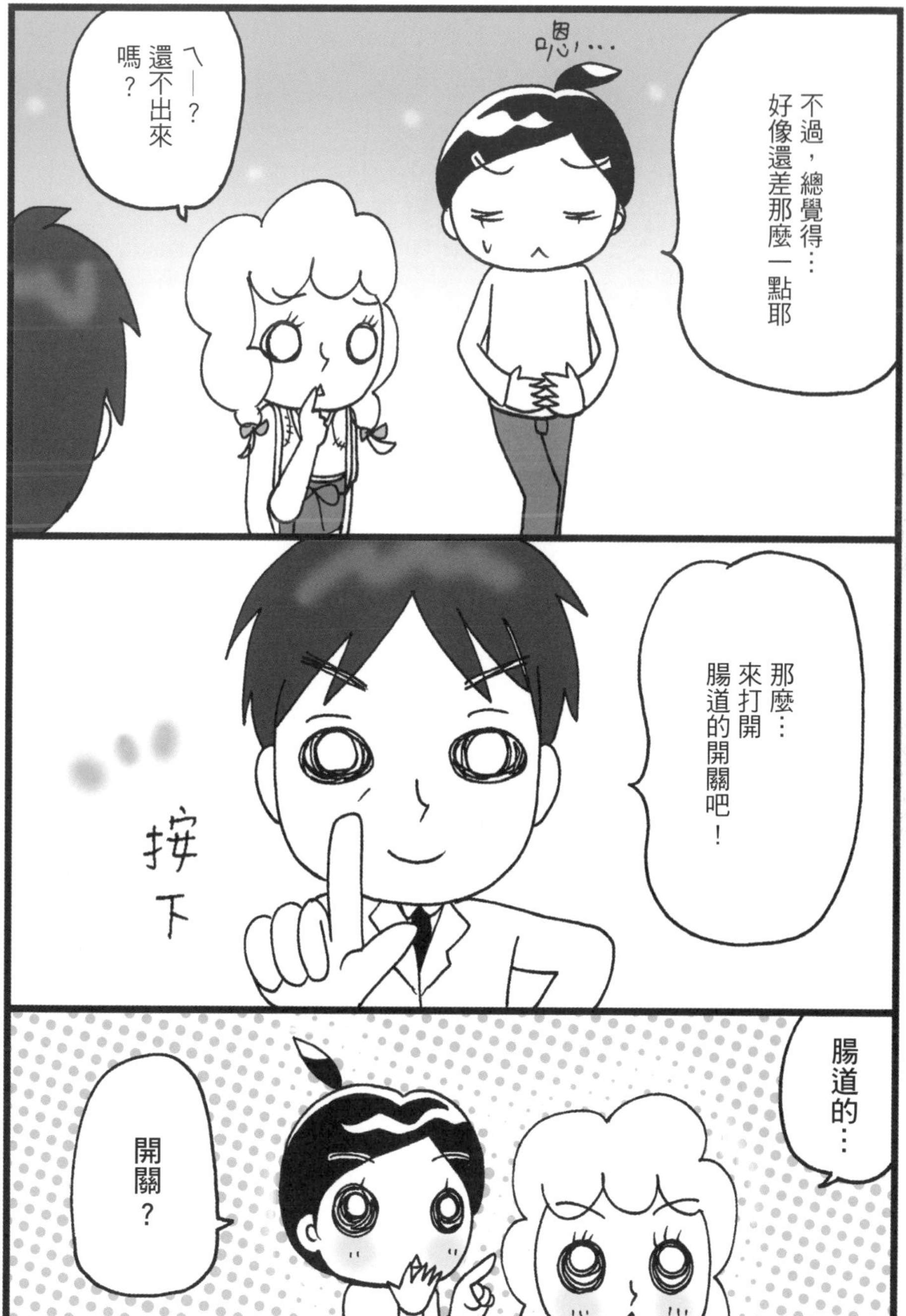
不過，總覺得…好像還差那麼一點耶
嗯…
ㄟ—？還不出來嗎？
那麼…來打開腸道的開關吧！
按下
腸道的…
開關？

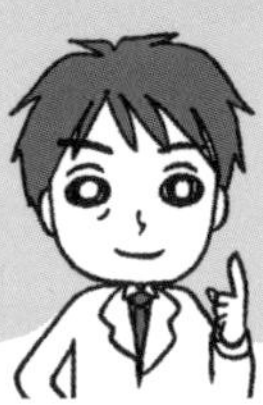

小林教授的便祕 Q&A

3

Q 治好便祕，真的就能變瘦嗎？

A 很多人治好便祕，自然就能瘦個3～5公斤，這是因為調整好腸道環境，使得全身代謝功能都提升了。

腸道是吸收營養、製造血液的器官。但是便祕的人因為腸道受汙染，因此腸道製造出來的血液也不乾淨，黏稠且品質不佳。細胞也討厭這樣的血液，而拒絕吸收。無處可去的養分會堆積於細胞周圍的脂肪，變成皮下脂肪、內臟脂肪，於是，形成「便祕→腸道環境惡化→變胖」的惡性循環。

為治好便祕，就得調整腸道環境，結果也因此能製造出好品質的血液。如果全身細胞能吸收這好的血液，營養就能有效率地應用於該用之處，代謝功能也因此提升。這就是治好便祕就能自然變瘦的原理。

再者，腸道環境變好，就會排出堆積腸道的老廢物質，也就是宿便。這也是會變瘦的原因之一。

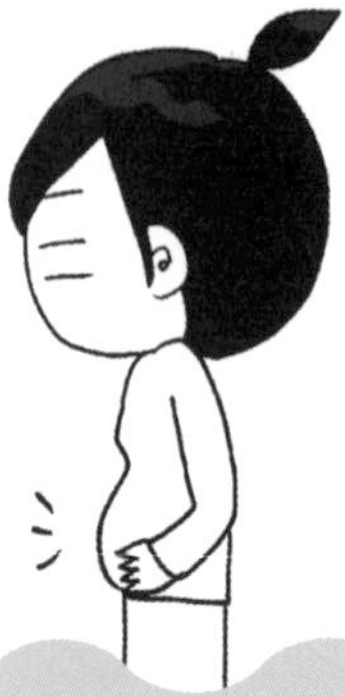

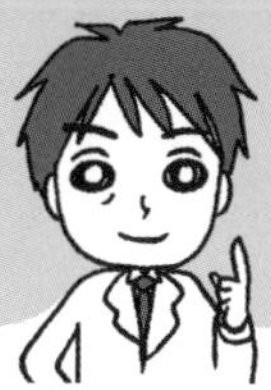

小林教授的便祕 Q&A

4

Q 宿便的重量，甚至有3公斤那麼多？

A 所謂宿便，指的是由於腸道環境惡化，使得原本該順暢排出的糞便，以及結束任務後就死去的腸道細胞，就這麼堆積所造成。如果是有慢性便祕的人，宿便重量甚至會超過3公斤。

滯留於腸道各處的宿便，就像浮在下水道的垃圾一樣，會妨礙腸道的正常蠕動，使新進入腸道的食物無法排出。此外，會因為異常發酵而排出毒素，增加壞菌，使腸道環境愈益惡化。

但要是太在意便祕，激烈減肥或是吃瀉藥、浣腸等，會造成腸道發炎，反倒使宿便更容易堆積，便祕狀況更加嚴重。

只要調整腸道環境，宿便就會自然排出，但極端方法可沒有用。慢慢地、自然地調整，事實上才是最快的捷徑。

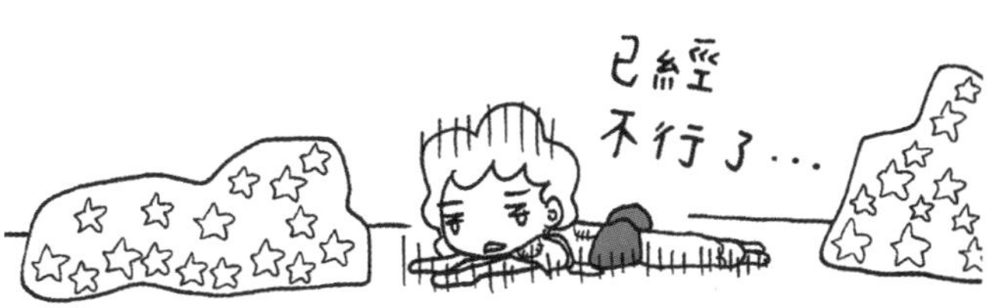

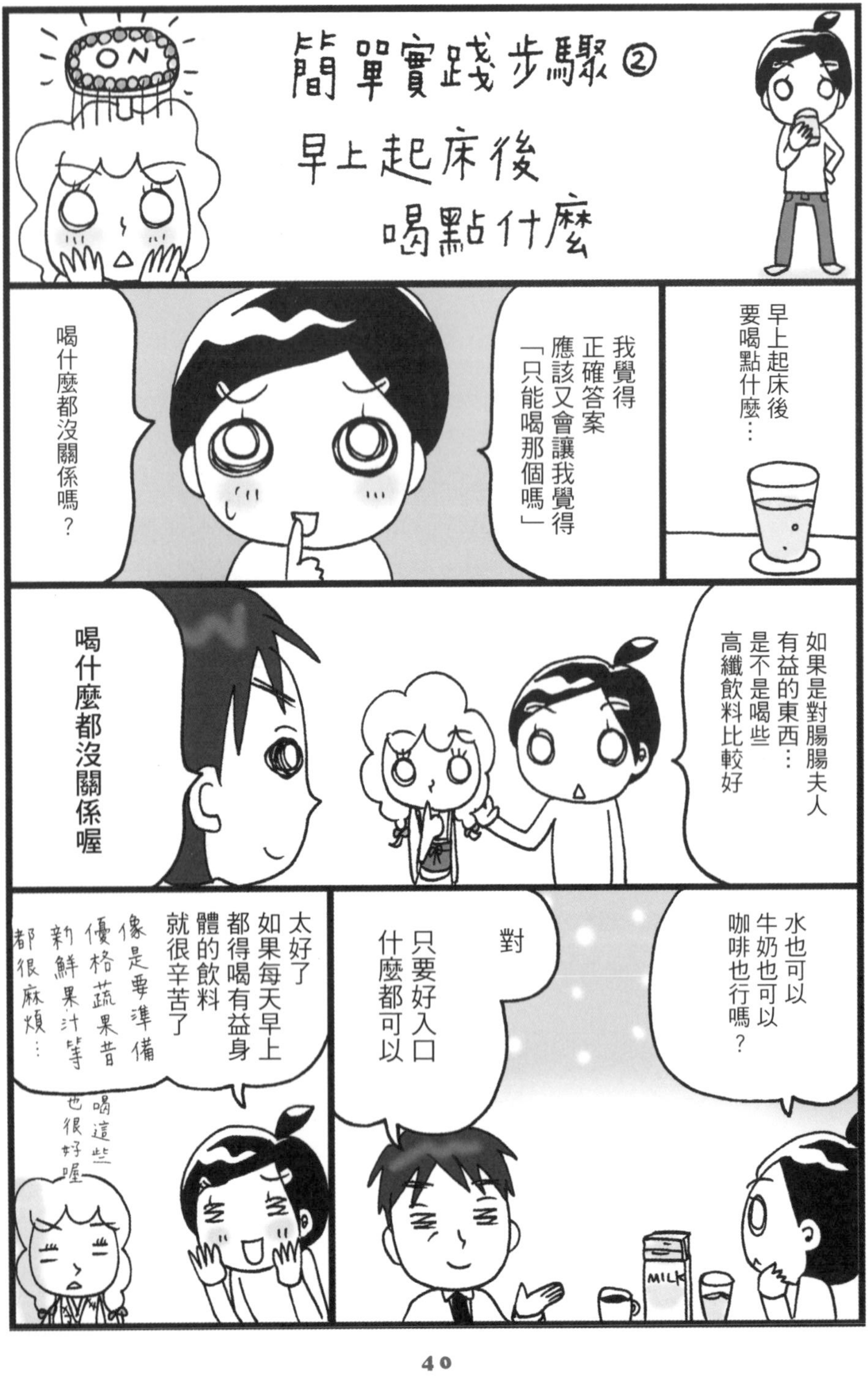

簡單實踐步驟②
早上起床後
喝點什麼
ON
早上起床後要喝點什麼…
我覺得正確答案應該又會讓我覺得「只能喝那個嗎」
喝什麼都沒關係嗎？
如果是對腸腸夫人有益的東西…是不是喝些高纖飲料比較好
喝什麼都沒關係喔
水也可以牛奶也可以咖啡也行嗎？
對
只要好入口什麼都可以
MILK
太好了如果每天早上都得喝有益身體的飲料就很辛苦了
像是要準備優格蔬果昔新鮮果汁等都很麻煩…
喝這些也很好喔

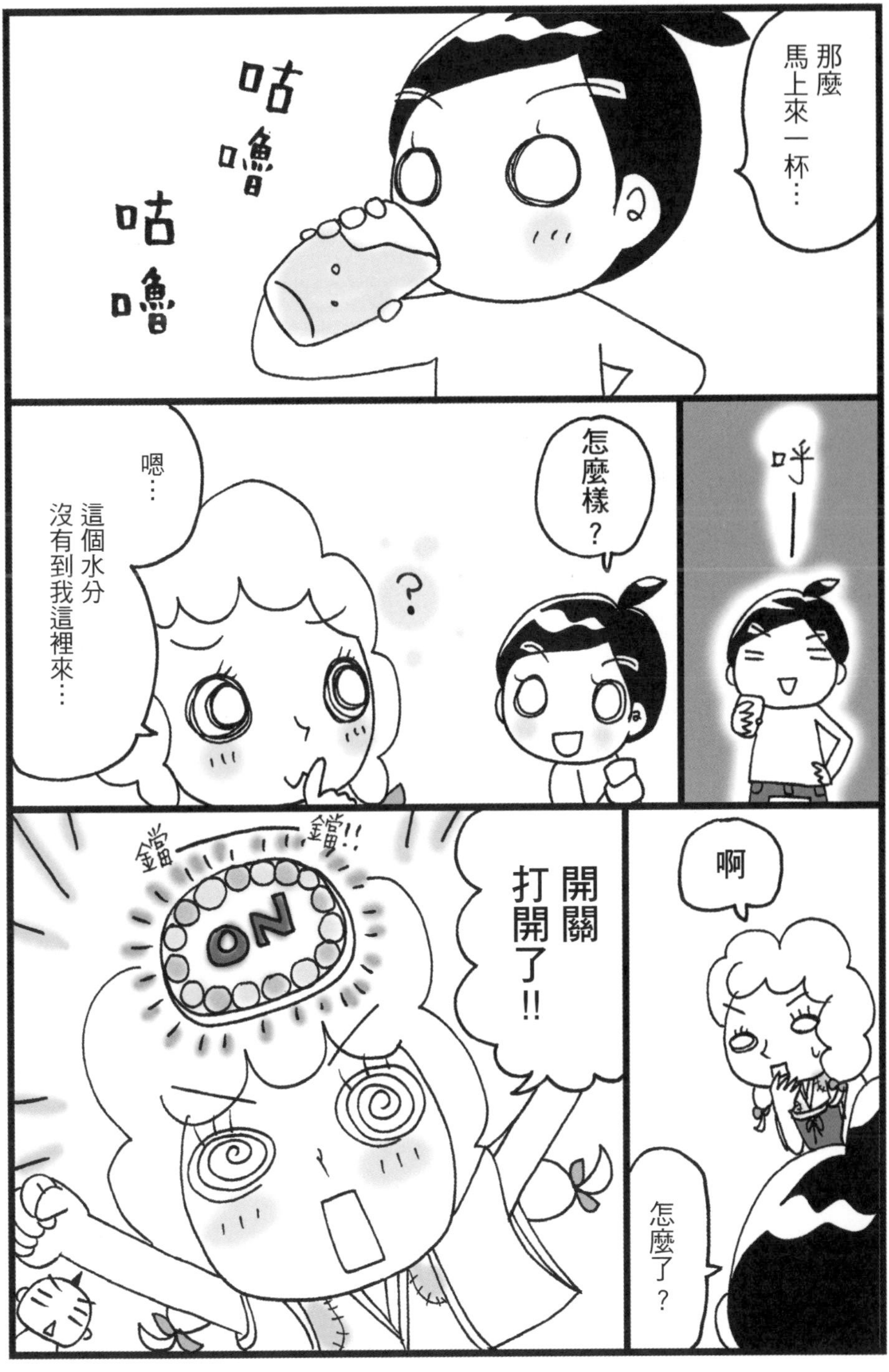
那麼
馬上來一杯…
咕嚕
咕嚕
呼——
怎麼樣？
嗯…
這個水分
沒有到我這裡來…
啊
怎麼了？
開關
打開了!!
鐺——鐺!!
ON

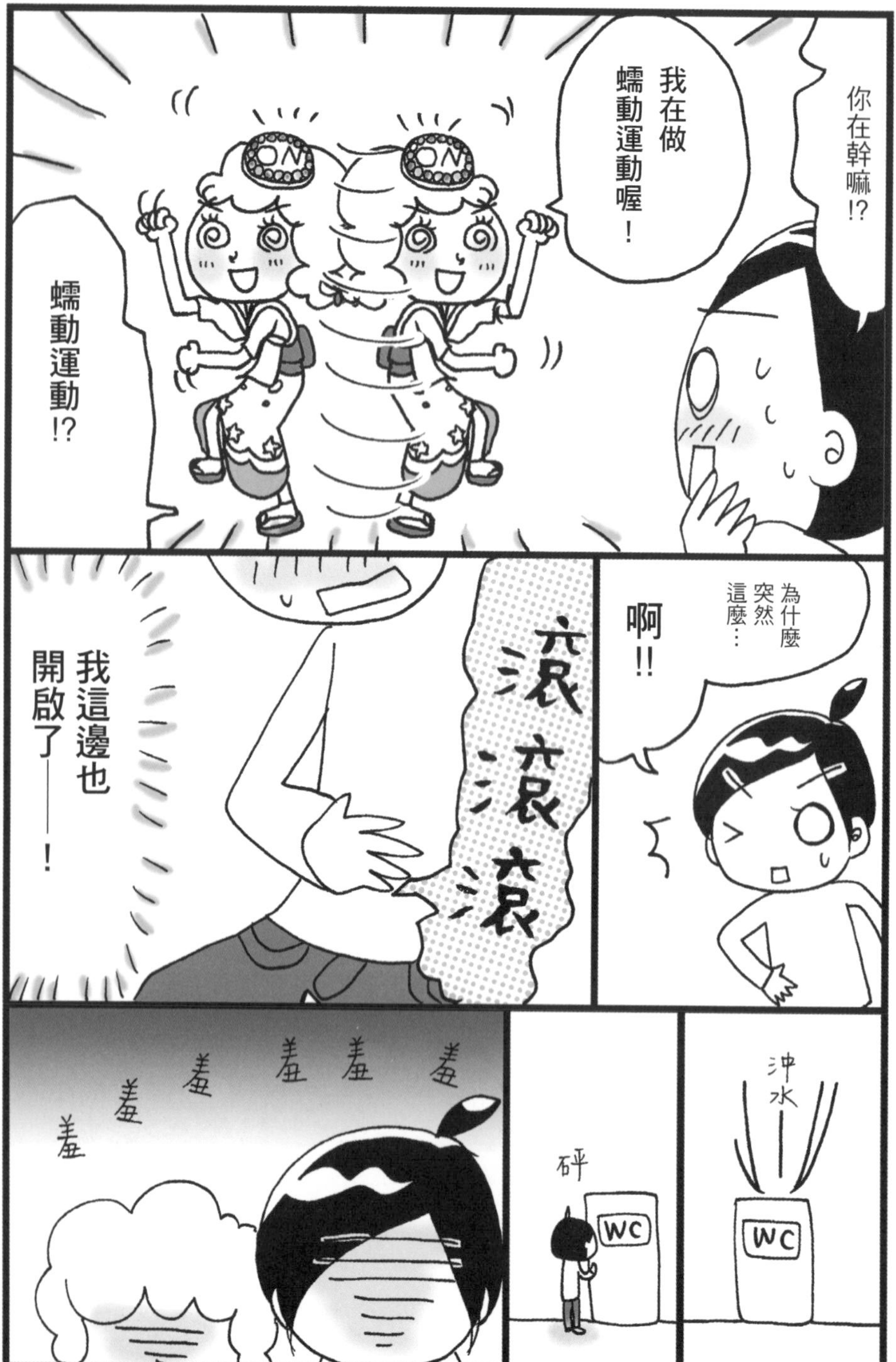
你在幹嘛!?
我在做蠕動運動喔！
蠕動運動!?
為什麼突然這麼…
啊!!
滾滾滾
我這邊也開啟了——！
沖水
砰
羞羞羞羞羞羞

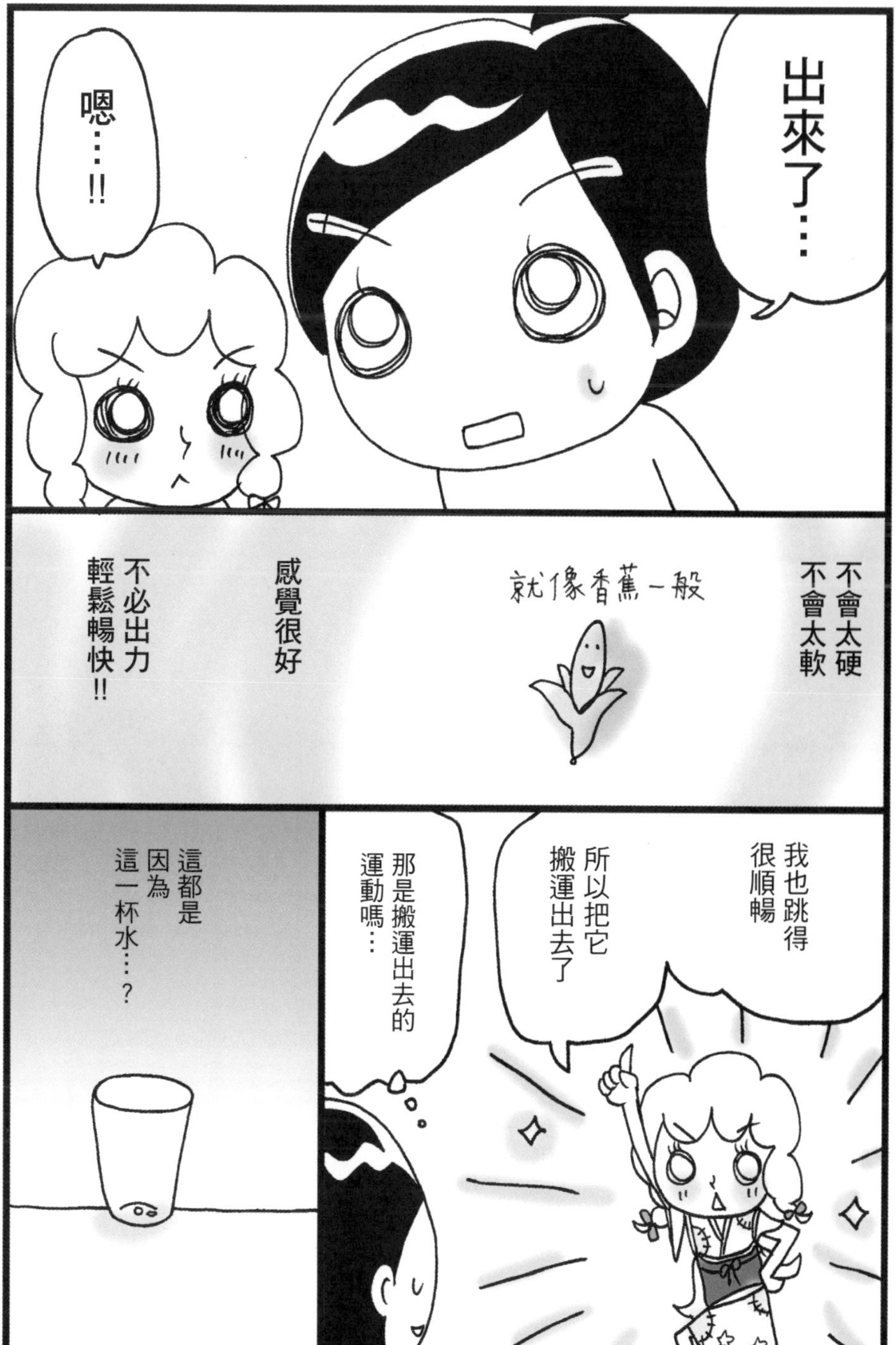
出來了……
嗯……!!
不會太硬
不會太軟
就像香蕉一般
感覺很好
不必出力
輕鬆暢快!!
我也跳得很順暢
所以把它搬運出去了
那是搬運出去的運動嗎……
這都是因為這一杯水……?

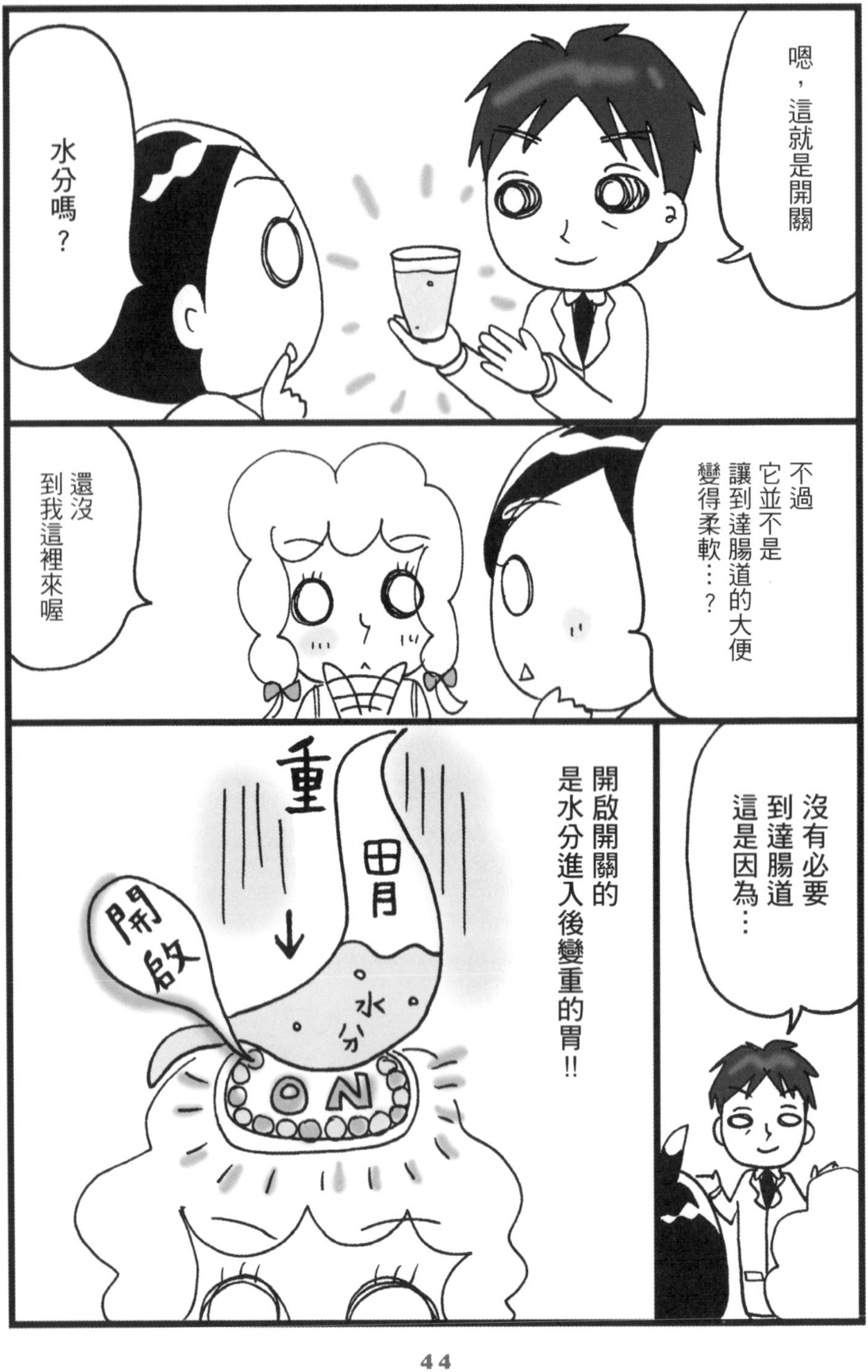
嗯，這就是開關
水分嗎？
不過 它並不是 讓到達腸道的大便 變得柔軟…？
還沒 到我這裡來喔
沒有必要 到達腸道 這是因為…
開啟開關的 是水分進入後變重的胃!!
重
胃
開啟
水分
ON

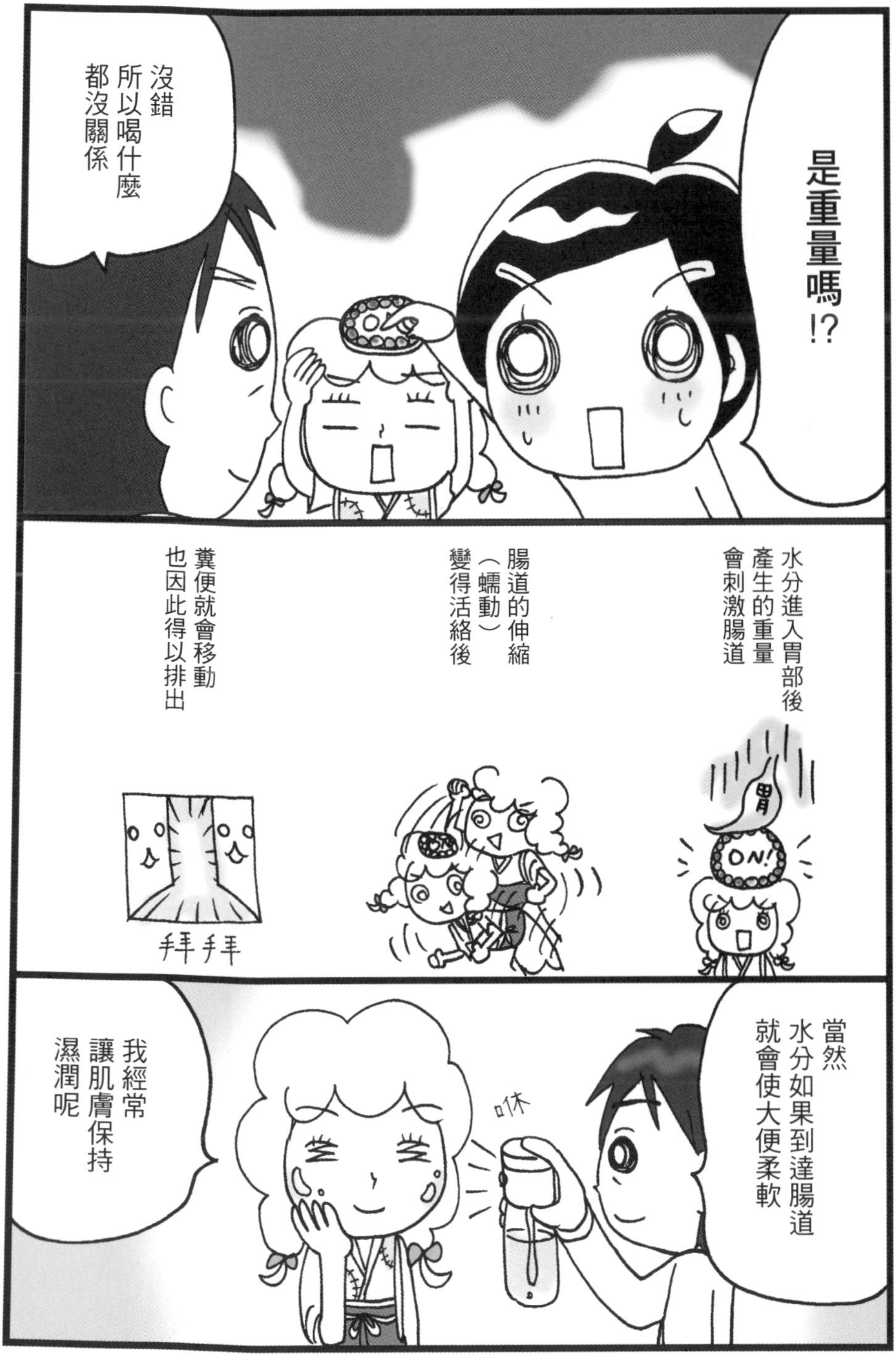
是重量嗎!?
沒錯 所以喝什麼都沒關係
水分進入胃部後產生的重量會刺激腸道
腸道的伸縮（蠕動）變得活絡後
糞便就會移動也因此得以排出
胃
ON!
拜拜
當然 水分如果到達腸道就會使大便柔軟
咻
我經常讓肌膚保持濕潤呢

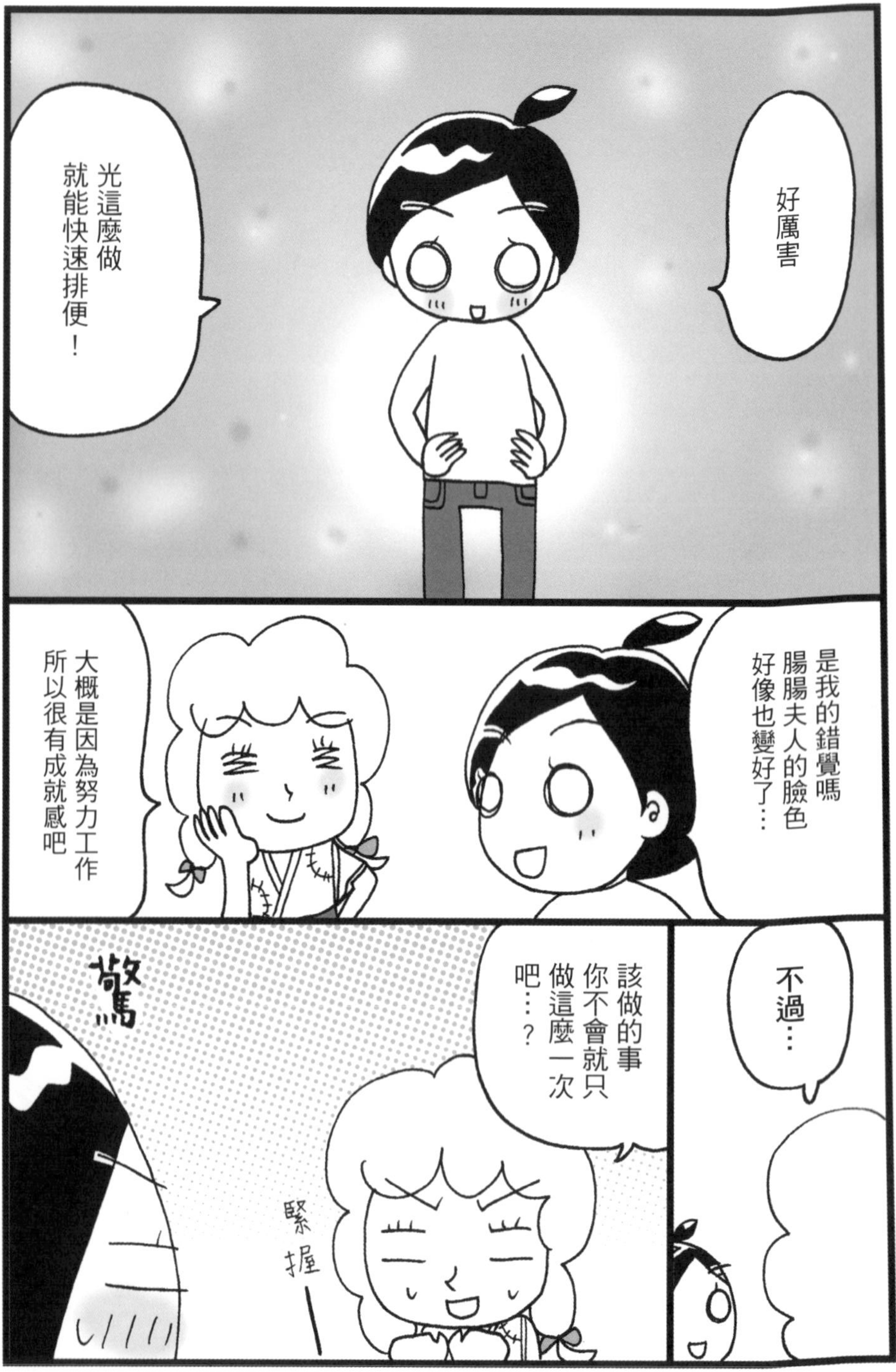

好厲害
光這麼做就能快速排便！
是我的錯覺嗎腸腸夫人的臉色好像也變好了…
大概是因為努力工作所以很有成就感吧
不過…
該做的事你不會就只做這麼一次吧…？
緊握
驚

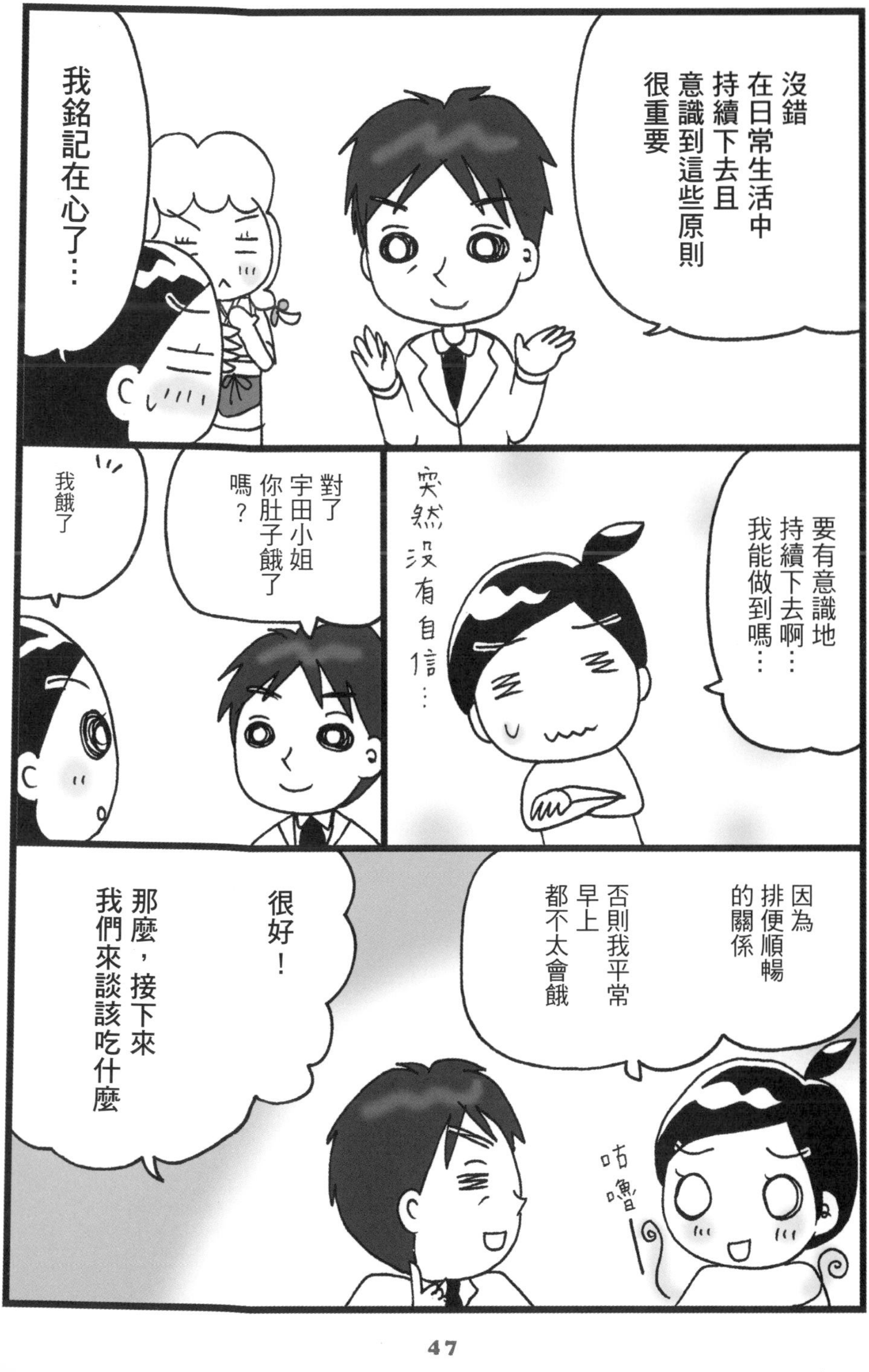
沒錯
在日常生活中
持續下去且
意識到這些原則
很重要
我銘記在心了…
要有意識地
持續下去啊…
我能做到嗎…
突然沒有自信…
對了
宇田小姐
你肚子餓了
嗎？
我餓了
因為
排便順暢
的關係
否則我平常
早上
都不太會餓
咕嚕
很好！
那麼，接下來
我們來談該吃什麼

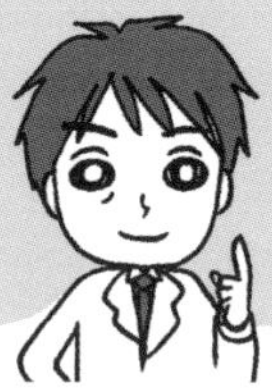

小林教授的便祕 Q&A 5

Q 大便太硬時，有什麼好方法嗎？

A 大便變得很硬時，首先，不要硬是用力想排出來。焦慮的話，不只是讓狀況更糟，也會產生各式各樣問題。本書的步驟8會介紹該怎麼按摩以及姿勢等，這裡先說明幫助排便的食材。

大便是因為有水分而得以保持柔軟，如果變硬的話，就很難含有水分。這種時候，可藉由油分來包覆大便周圍，讓它能順利移動。在此推薦的是便祕門診也會用來治療的橄欖油！橄欖油會刺激小腸，促進排便。如果覺得肚子裡堆積了一些排洩物，可以把橄欖油當成淋醬般等使用，主動多攝取。用量大約是一天兩匙。

此外，也建議多吃能讓大便變軟的、富含鎂的香蕉，以及能提升副交感神經運作的熱湯等溫熱食物。

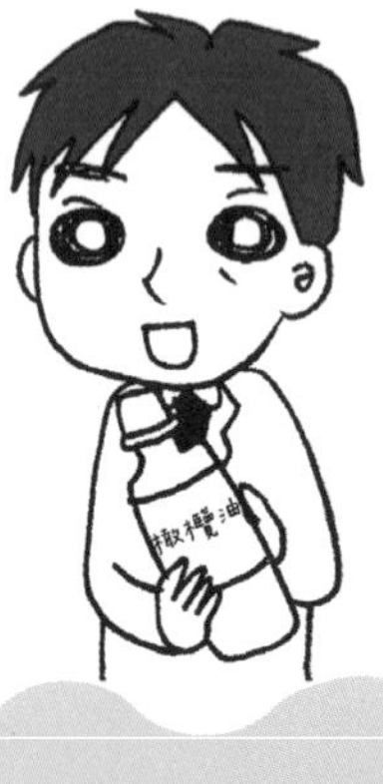

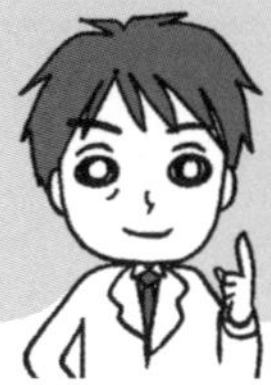

小林教授的便祕 Q&A

6

Q 整腸劑對便祕的人有效嗎？

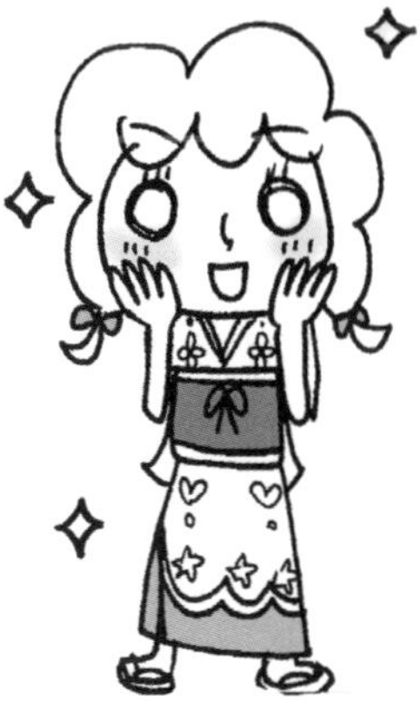

A 我們腸道中，約有1.5公斤的腸道細菌，而整腸劑能幫助其中的好菌運作。所謂的好菌，是能幫助腸道消化吸收，增加抵抗力以對抗疾病的有用細菌。我們可以說，不太會便祕、腸道環境良好的狀態，就是抑制了對腸道有不良影響的壞菌行動，而讓好菌占腸道細菌的一半以上。好菌如果元氣十足，腸道的運作也會變得活潑，而能改善便祕。不過，好菌的生命力不怎麼強，因此就改善腸道環境而言，服用整腸劑是好事，即使每天服用也沒問題。醫生在處理便祕問題時也會以此為處方。

不過，適合每個人的整腸劑不同，所以如果持續服用卻感受不到效果，請嘗試其他種類的整腸劑。另外，不只是藥物，攝取像是優格等具有整腸效果的食品也很好。

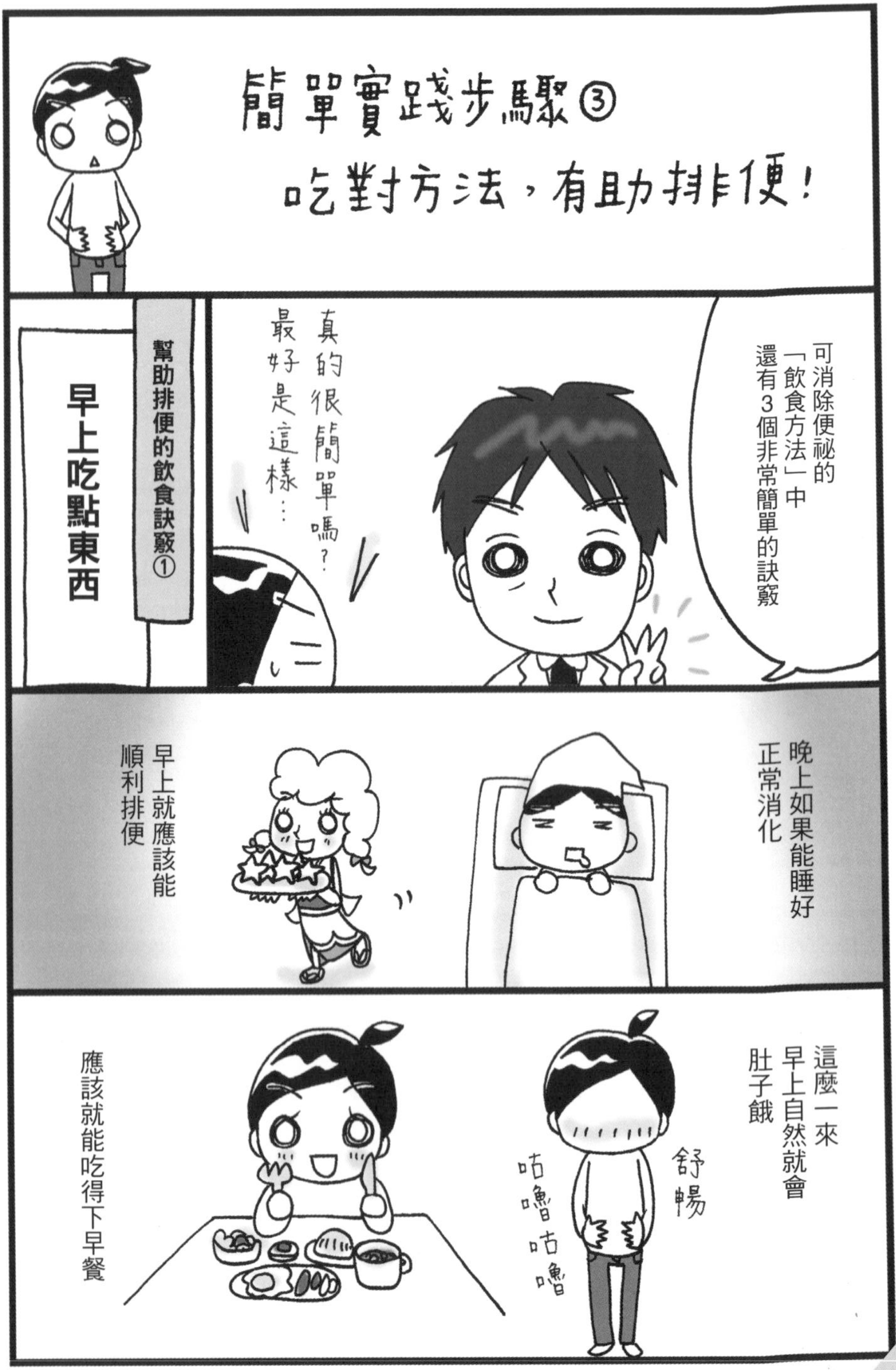
簡單實踐步驟③
吃對方法，有助排便！
可消除便祕的「飲食方法」中還有3個非常簡單的訣竅
真的很簡單嗎？
最好是這樣…
幫助排便的飲食訣竅①
早上吃點東西
晚上如果能睡好正常消化
早上就應該能順利排便
這麼一來早上自然就會肚子餓
舒暢
咕嚕咕嚕
應該就能吃得下早餐

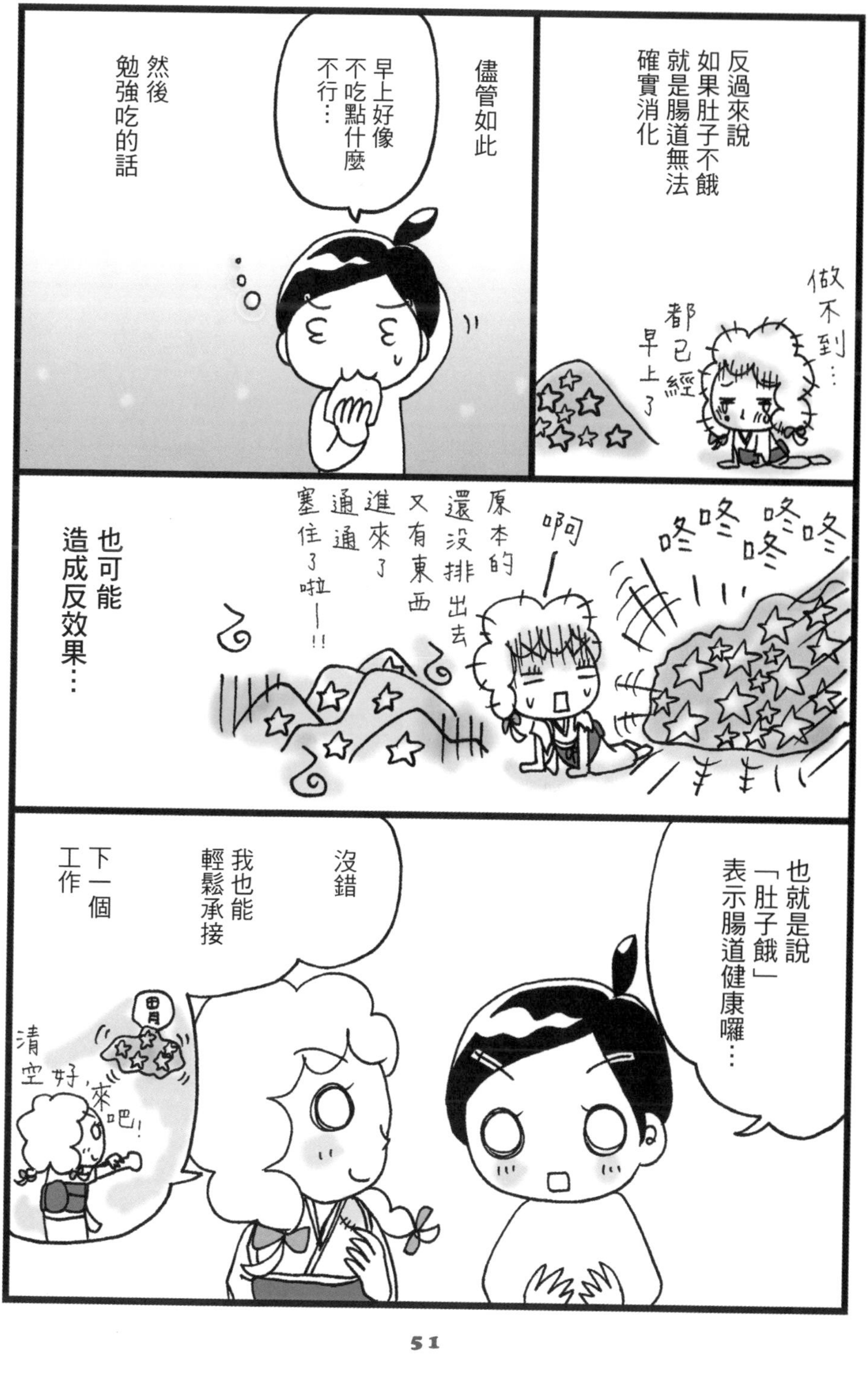
反過來說
如果肚子不餓
就是腸道無法
確實消化
做不到…
都已經早上了
儘管如此
早上好像
不吃點什麼
不行…
然後
勉強吃的話
咚咚咚咚
啊!
原本的還沒排出去
又有東西進來了
通通塞住了啦—!!
也可能
造成反效果…
也就是說
「肚子餓」
表示腸道健康囉…
沒錯
我也能
輕鬆承接
下一個
工作
清空好,來吧!

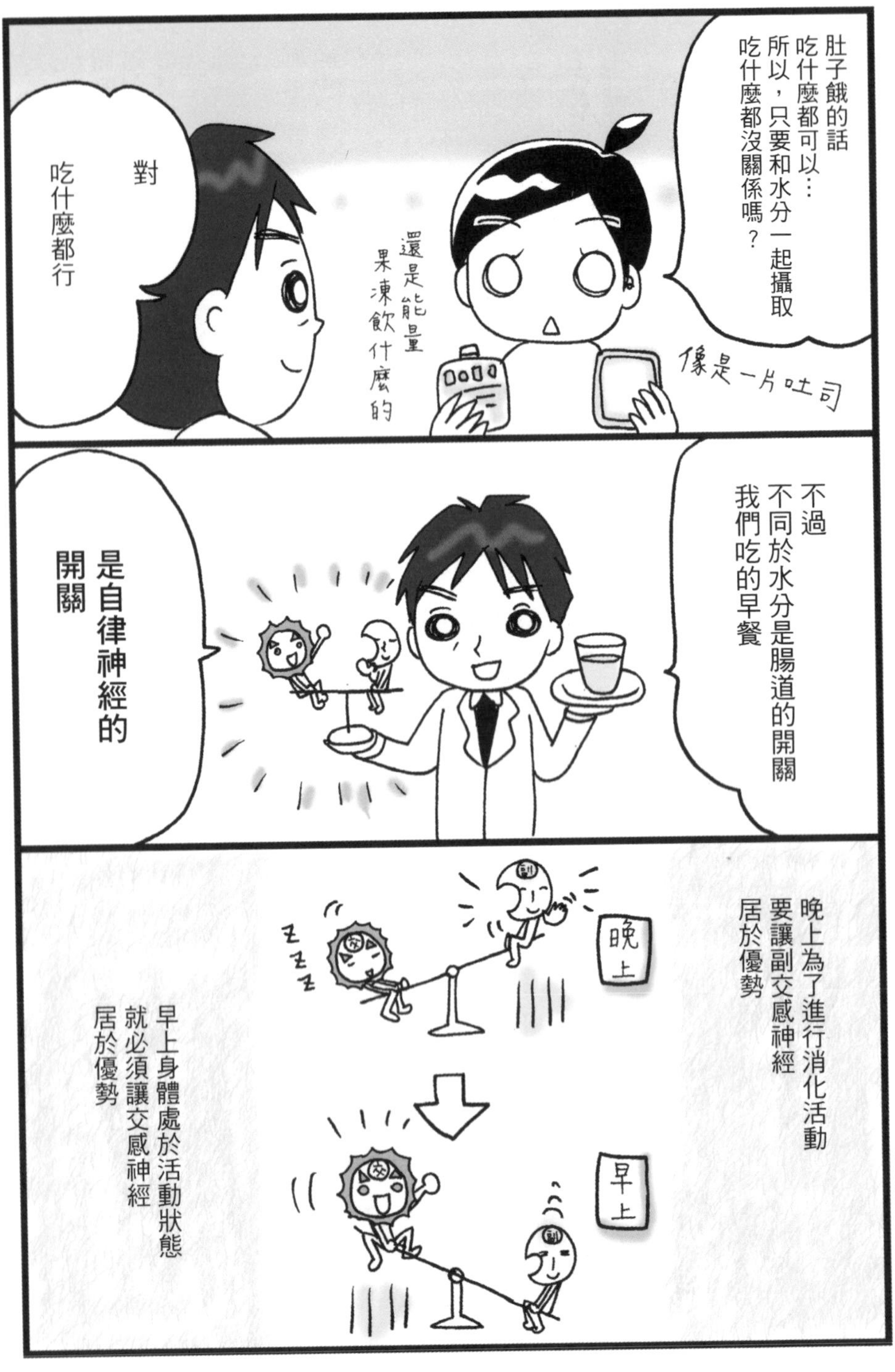
肚子餓的話
吃什麼都可以…
所以，只要和水分一起攝取
吃什麼都沒關係嗎？
像是一片吐司
還是能量果凍飲什麼的
對
吃什麼都行
不過
不同於水分是腸道的開關
我們吃的早餐
是自律神經的
開關
晚上為了進行消化活動
要讓副交感神經
居於優勢
晚上
副
交
ZZZ
早上
早上身體處於活動狀態
就必須讓交感神經
居於優勢

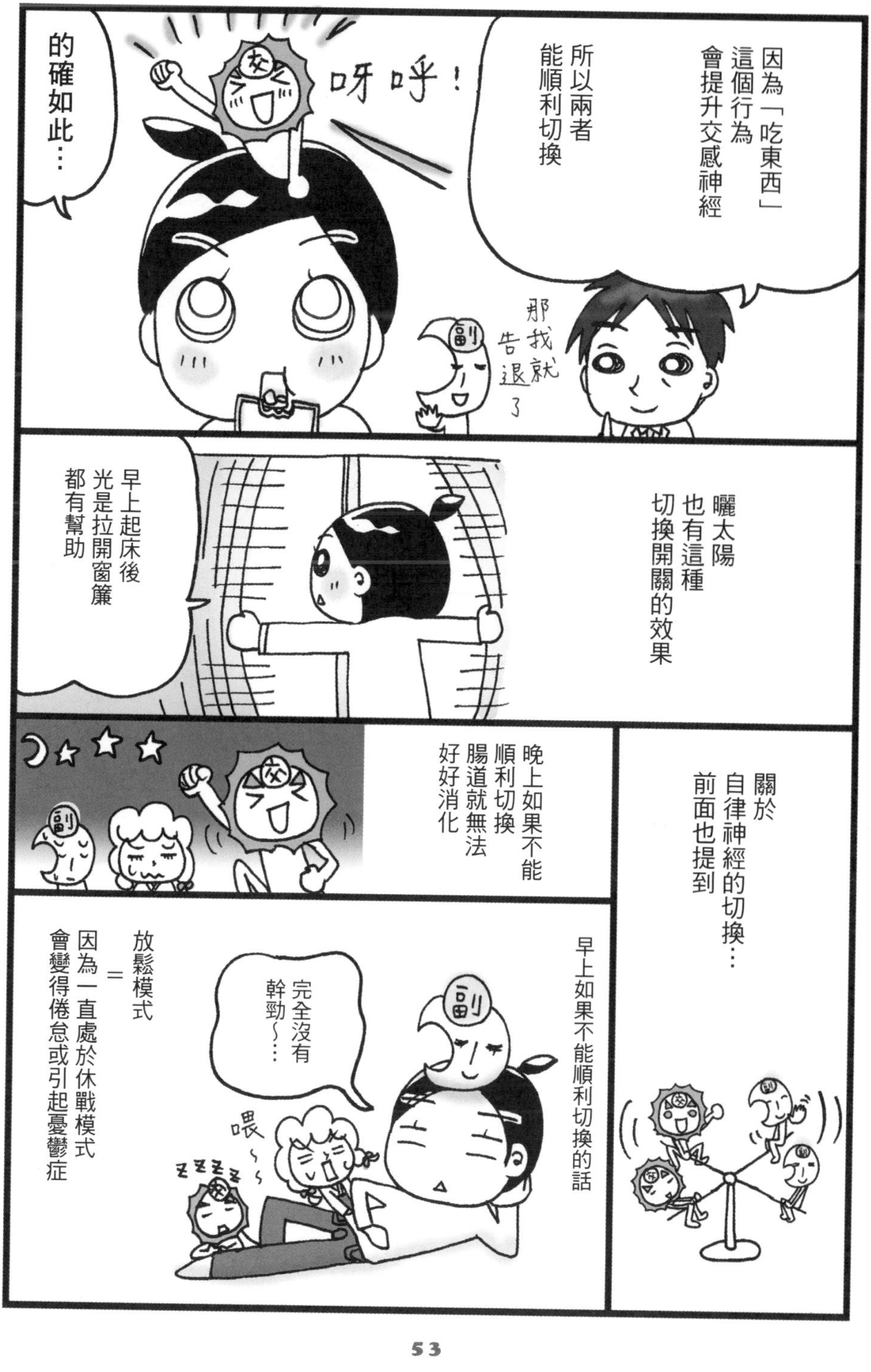
因為「吃東西」這個行為會提升交感神經
所以兩者能順利切換
那我就告退了
呀呼！
的確如此…
曬太陽也有這種切換開關的效果
早上起床後光是拉開窗簾都有幫助
關於自律神經的切換…前面也提到
晚上如果不能順利切換腸道就無法好好消化
早上如果不能順利切換的話
完全沒有幹勁～…
喂～～
ZZZZZ
放鬆模式
＝
因為一直處於休戰模式會變得倦怠或引起憂鬱症

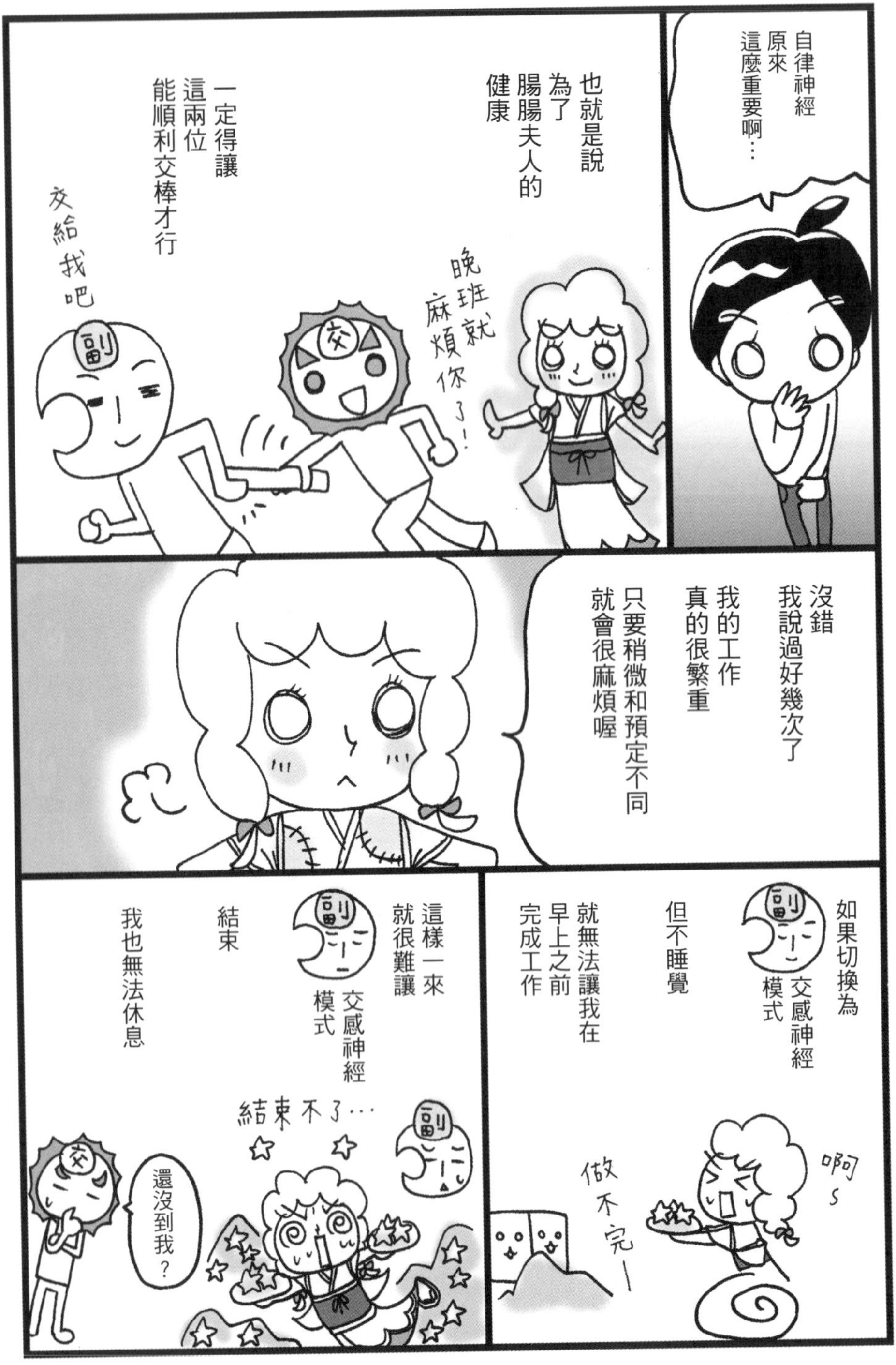
自律神經
原來
這麼重要啊…
也就是說
為了
腸腸夫人的
健康
一定得讓
這兩位
能順利交棒才行
晚班就麻煩你了！
交給我吧
沒錯
我說過好幾次了
我的工作
真的很繁重
只要稍微和預定不同
就會很麻煩喔
如果切換為
交感神經
模式
但不睡覺
就無法讓我在
早上之前
完成工作
啊～
做不完—
這樣一來
就很難讓
交感神經
模式
結束
我也無法休息
結束不了…
還沒到我？

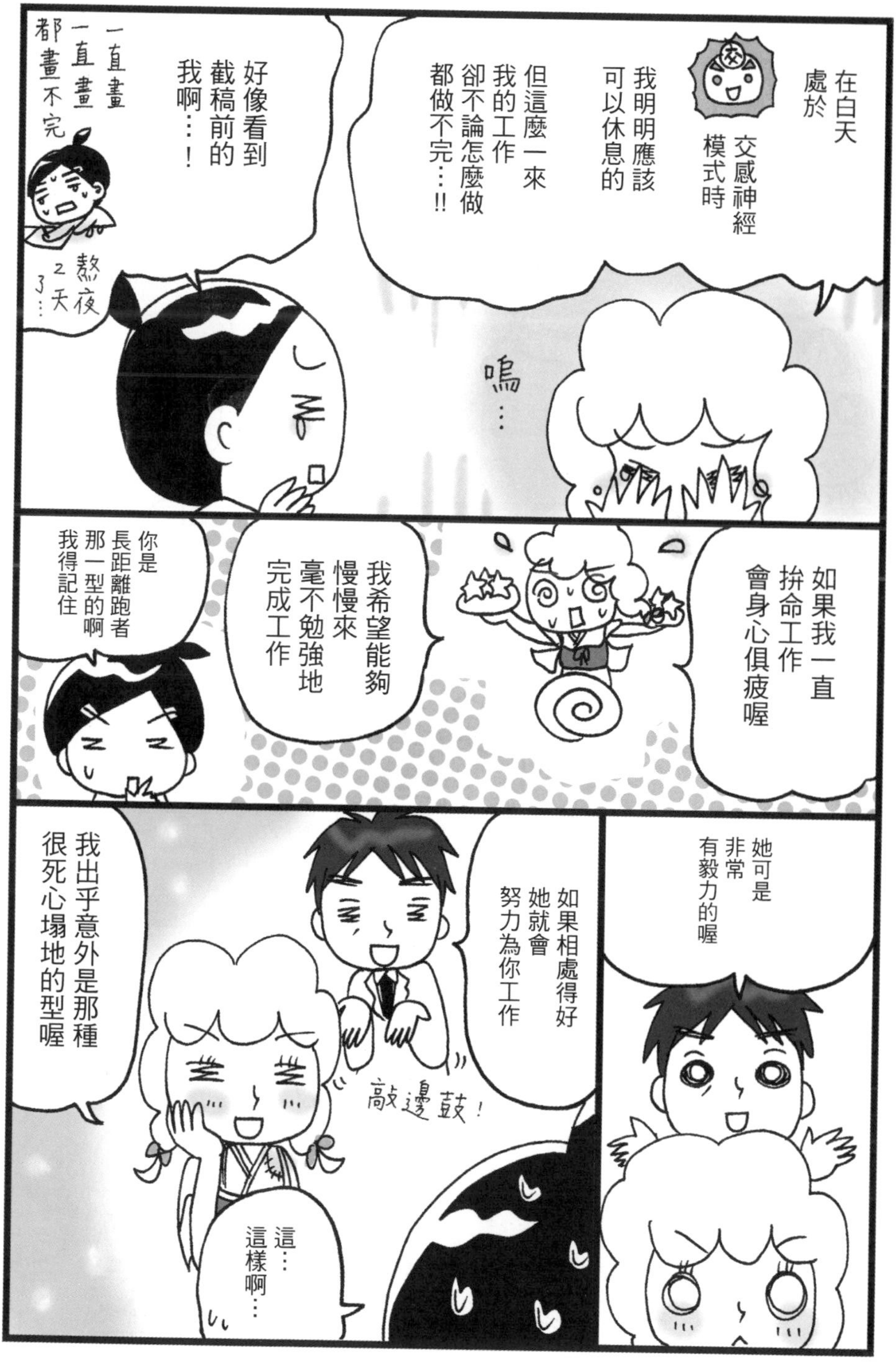
在白天處於
交感神經模式時
我明明應該可以休息的
但這麼一來我的工作卻不論怎麼做都做不完…!!
嗚…
好像看到截稿前的我啊…!
一直畫一直畫都畫不完
熬夜2天了…
如果我一直拚命工作會身心俱疲喔
我希望能夠慢慢來毫不勉強地完成工作
你是長距離跑者那一型的啊我得記住
她可是非常有毅力的喔
如果相處得好她就會努力為你工作
我出乎意外是那種很死心塌地的型喔
敲邊鼓!
這…這樣啊…

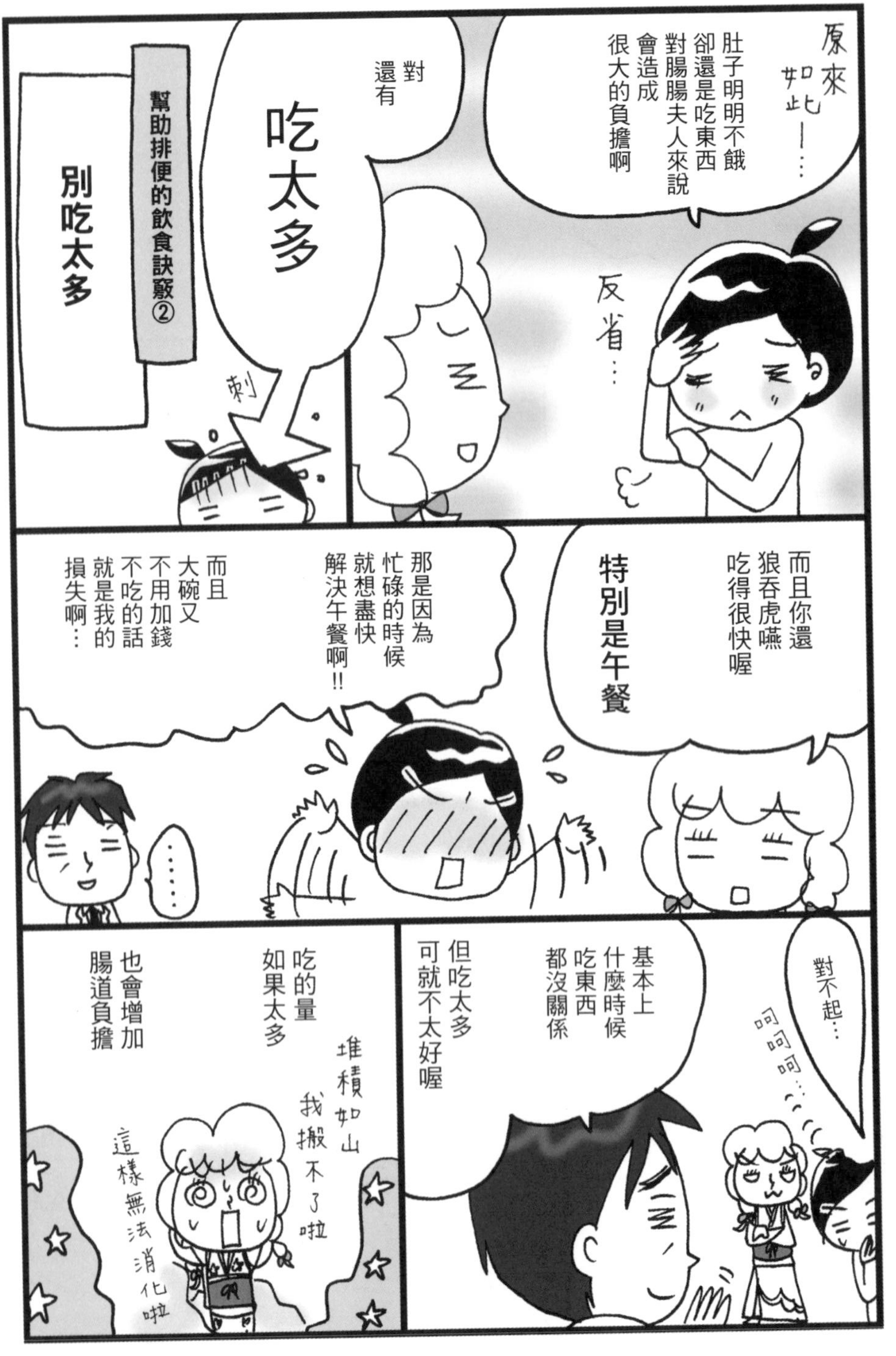

原來如此——…
肚子明明不餓卻還是吃東西對腸腸夫人來說會造成很大的負擔啊
反省…
對還有
吃太多
刺
幫助排便的飲食訣竅②
別吃太多
而且你還狼吞虎嚥吃得很快喔
特別是午餐
那是因為忙碌的時候就想盡快解決午餐啊!!
而且大碗又不用加錢不吃的話就是我的損失啊…
……
對不起…
呵呵呵…
基本上什麼時候吃東西都沒關係
但吃太多可就不太好喔
吃的量如果太多
也會增加腸道負擔
堆積如山我搬不了啦
這樣無法消化啦

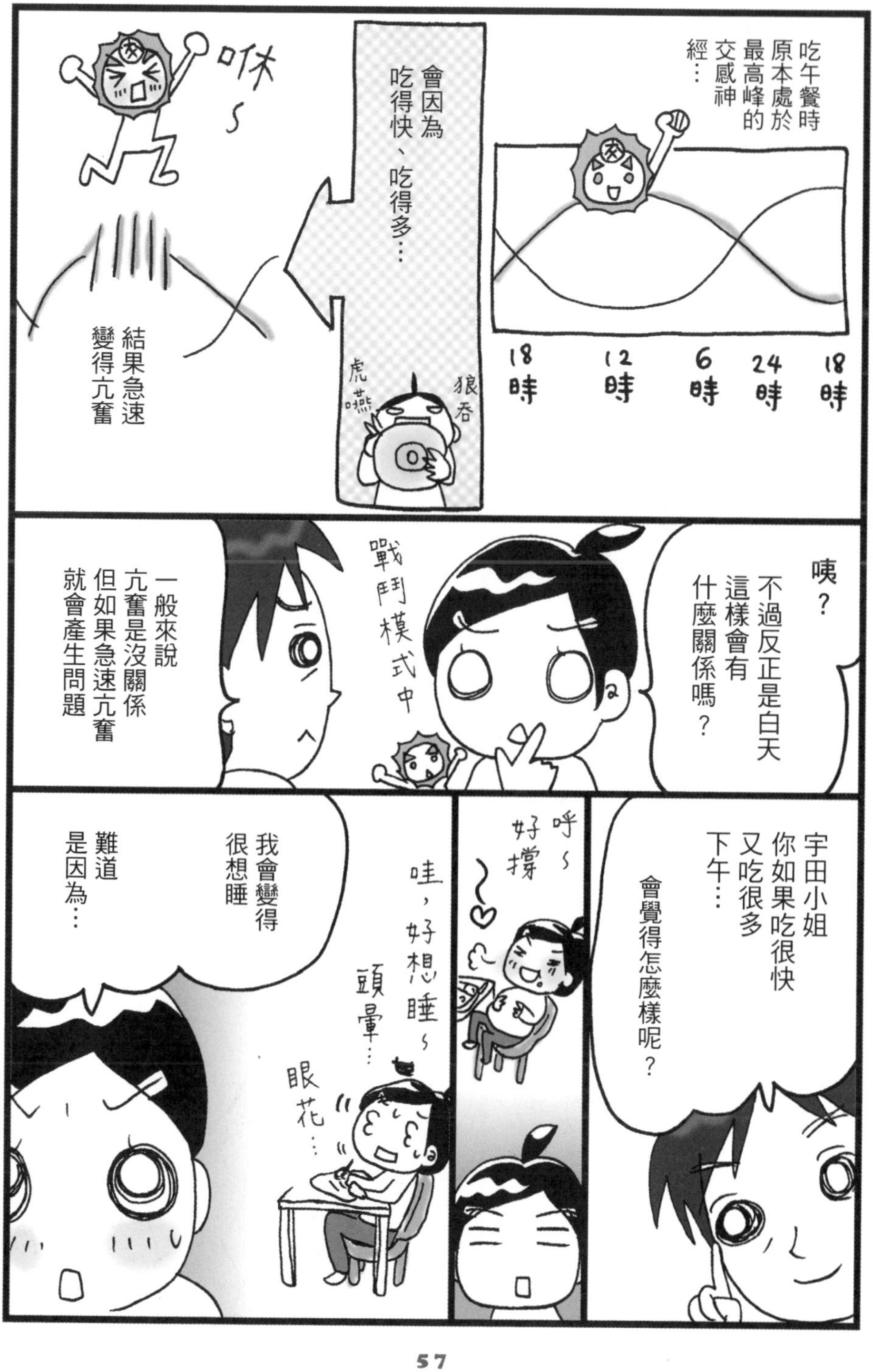
吃午餐時原本處於最高峰的交感神經…
18時
12時
6時
24時
18時
會因為吃得快、吃得多…
狼吞
虎嚥
咻～
結果急速變得亢奮
咦？
不過反正是白天這樣會有什麼關係嗎？
戰鬥模式中
一般來說亢奮是沒關係但如果急速亢奮就會產生問題
宇田小姐你如果吃很快又吃很多下午…
會覺得怎麼樣呢？
呼～好撐～
哇，好想睡～
頭暈…
眼花…
我會變得很想睡
難道是因為…

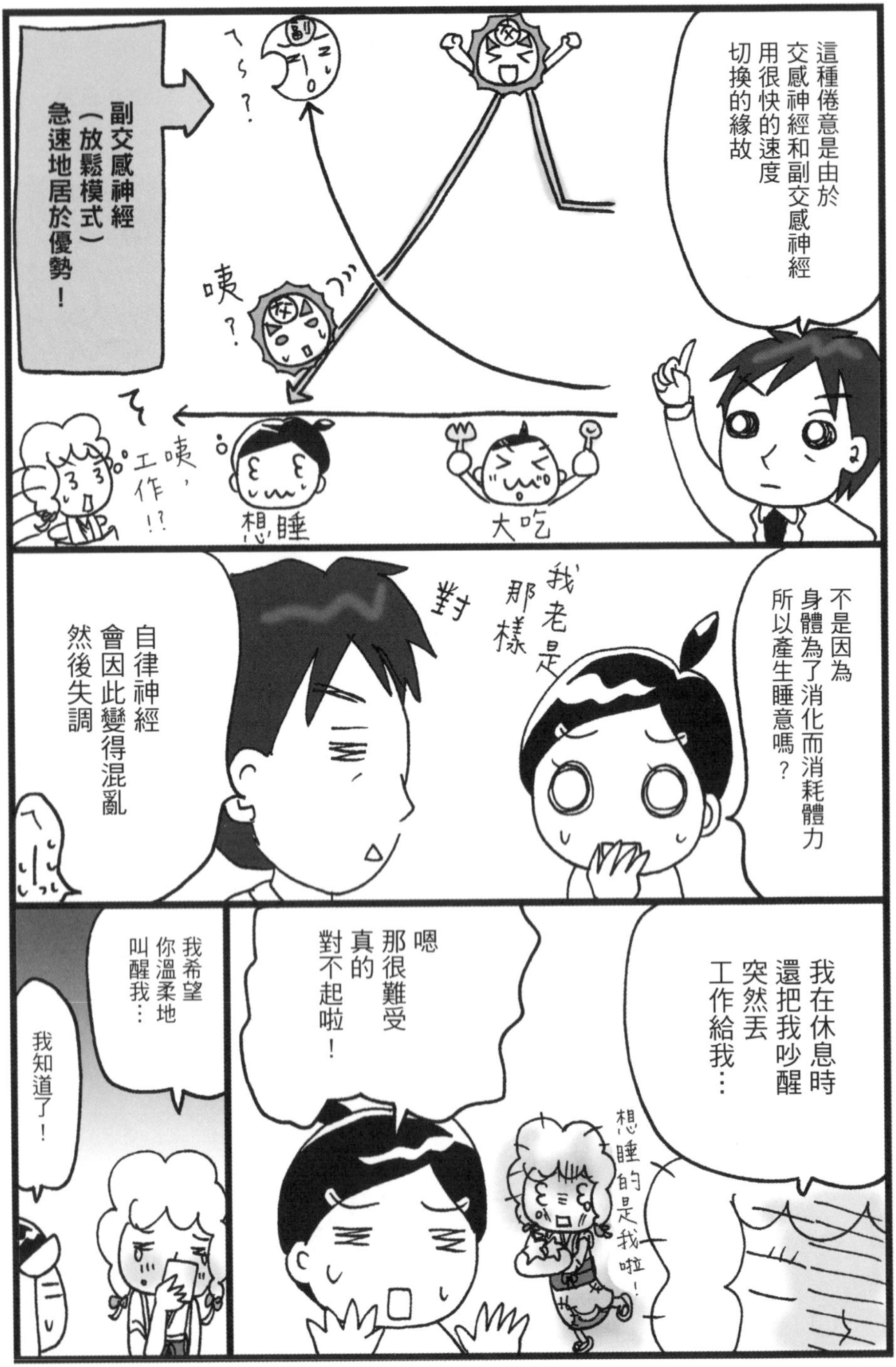
這種倦意是由於交感神經和副交感神經用很快的速度切換的緣故
ㄟ?
副交感神經（放鬆模式）急速地居於優勢！
咦？
咦，工作!?
大吃
想睡
不是因為身體為了消化而消耗體力所以產生睡意嗎？
我老是那樣
對
自律神經會因此變得混亂然後失調
我在休息時還把我吵醒突然丟工作給我…
想睡的是我啦！
嗯那很難受真的對不起啦！
我希望你溫柔地叫醒我…
我知道了！

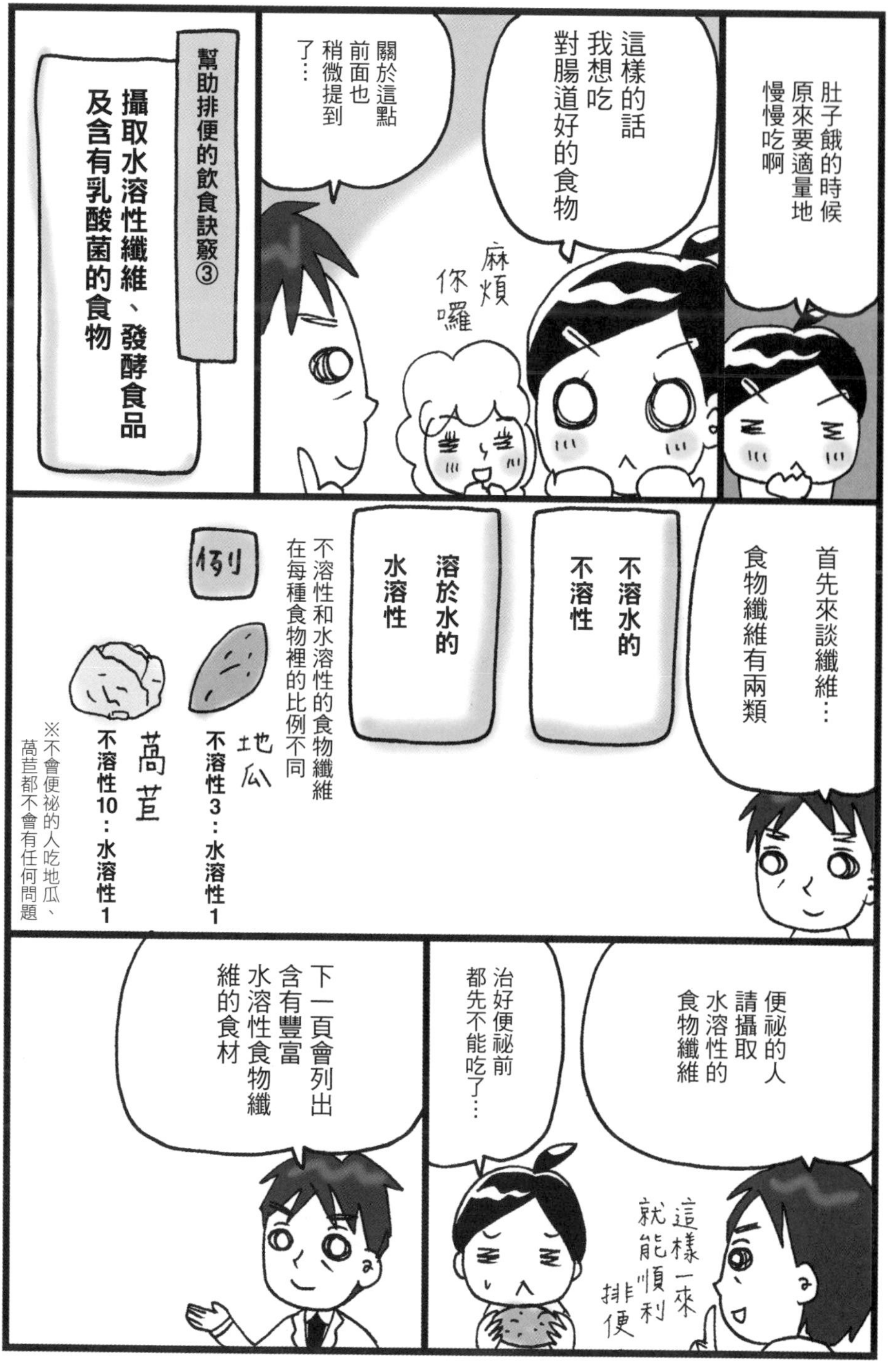

肚子餓的時候原來要適量地慢慢吃啊
這樣的話我想吃對腸道好的食物
關於這點前面也稍微提到了…
麻煩你囉
幫助排便的飲食訣竅③
攝取水溶性纖維、發酵食品及含有乳酸菌的食物
首先來談纖維…食物纖維有兩類
不溶水的不溶性
溶於水的水溶性
不溶性和水溶性的食物纖維在每種食物裡的比例不同
例
地瓜
不溶性3：水溶性1
萵苣
不溶性10：水溶性1
※不會便祕的人吃地瓜、萵苣都不會有任何問題
便祕的人請攝取水溶性的食物纖維
這樣一來就能順利排便
治好便祕前都先不能吃了…
下一頁會列出含有豐富水溶性食物纖維的食材

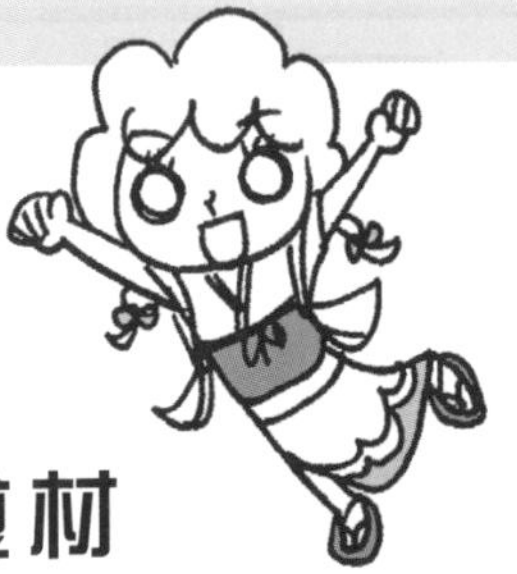

食物纖維有「不溶性」和「水溶性」兩類！
含有豐富水溶性食物纖維的食材

不溶性會增加排便量、促進腸道蠕動；
水溶性會讓變成膠狀的大便增加水分、變得柔軟。
連續幾天沒排便時，攝取不溶性纖維會造成反效果，而是要先攝取水溶性的食物纖維！

穀物

蕎麥麵 不論是水溶性、不溶性的食物纖維都有。而且，無論有沒有烘乾過，所含的成分都相同。

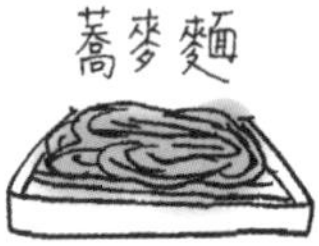

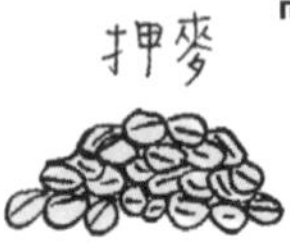

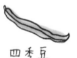

押麥 押麥是將大麥蒸過後再輾壓而成。在白米中混入1～3成的押麥，做成麥飯，就能輕鬆每天攝取。

豆類

納豆 不但含有水溶性食物纖維，也含有豐富的寡糖，能幫助好菌活動。

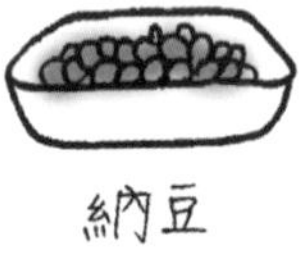

四季豆 包含四季豆在內的豆類，都有豐富的食物纖維，可以汆燙、煮湯、入菜等，以各種方式品嚐。

海藻類

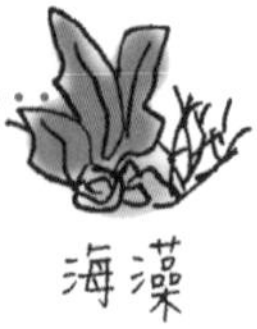

昆布、海帶芽、海藻 昆布、海帶芽、海藻這些食物表面黏黏的成分，就是水溶性纖維。

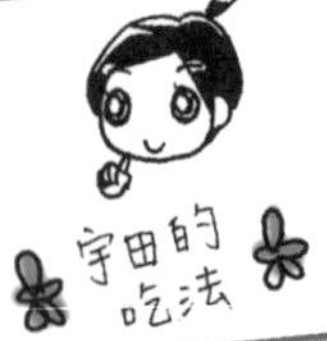

秋葵納豆蕎麥麵

光是「秋葵＋納豆」，就是很棒的配菜了，如果把它們加在蕎麥麵上一起吃，更是最強的水溶性食物纖維組合。味道也很棒！搭配熱的蕎麥麵或冷麵都可以！

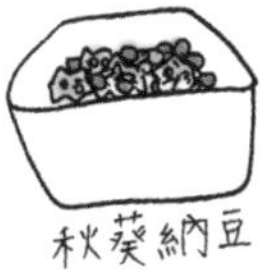

根莖類蔬菜

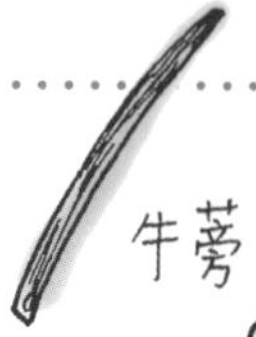
牛蒡

牛蒡 不論是水溶性或不溶性食物纖維都很豐富。最近，方便飲用的「牛蒡茶」很流行。

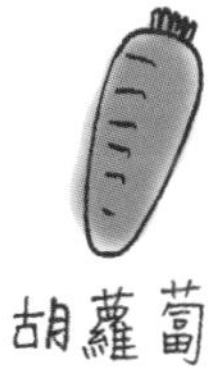

胡蘿蔔 除了食物纖維外，也含有豐富的胡蘿蔔素等其他營養成分。能完整攝取營養的胡蘿蔔汁對排便很有效。

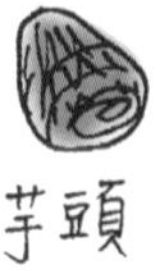
芋頭

芋頭 每種薯類的食物纖維都很豐富。從芋頭含有黏液的成分可知，它有大量的水溶性食物纖維。

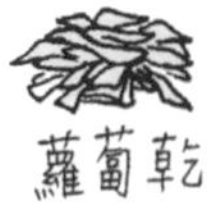
蘿蔔乾

蘿蔔乾 將乾燥後的蘿蔔養分濃縮在裡頭，當然，食物纖維的含量也就大幅提升。

葉菜及其他

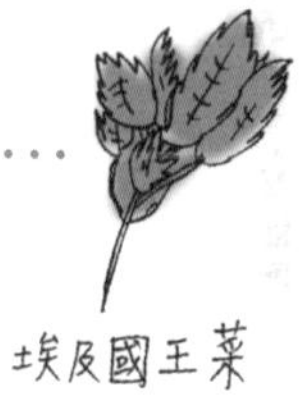
埃及國王菜

埃及國王菜 埃及國王菜因為營養豐富而為人所知。在切菜時會產生的黏液就是水溶性纖維「黏蛋白」。

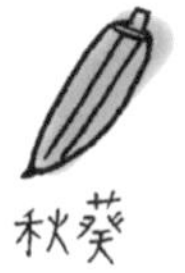
秋葵

秋葵 秋葵黏液裡的成分，是水溶性纖維「果膠」。它和納豆、海藻等具黏性的食材也很搭。

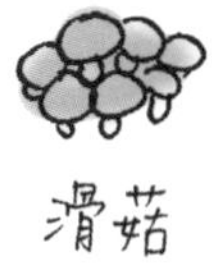
滑菇

滑菇 滑菇表面黏滑的成分含有不溶性纖維，所以不要用水洗掉。

水果

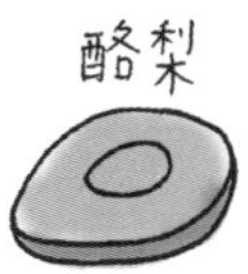
酪梨

黑棗 黑棗的水溶性和不溶性纖維都很豐富。如果是買乾燥的黑棗乾，不管什麼季節都能輕鬆享用。

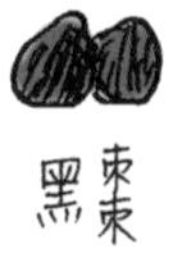
黑棗

酪梨 不只含有食物纖維，還有使腸道順暢的油酸等成分，是平時就可以攝取、保養腸道的食材。

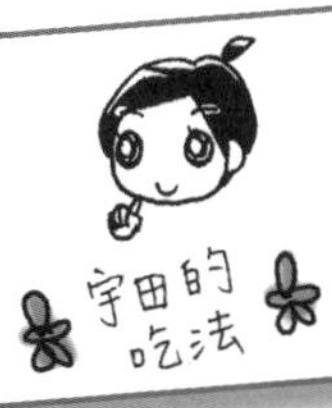

鮭魚酪梨

酪梨切片，加上煙燻鮭魚，然後淋上檸檬汁拌一拌，就完成這道簡單料理。如果淋上優格或美乃滋，再以黑胡椒點綴，就成了搭配葡萄酒的美食！

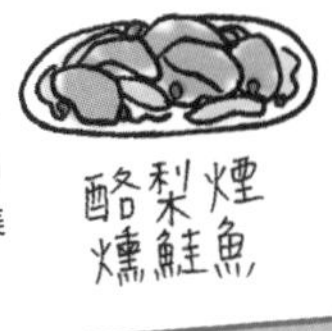
酪梨煙燻鮭魚

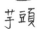

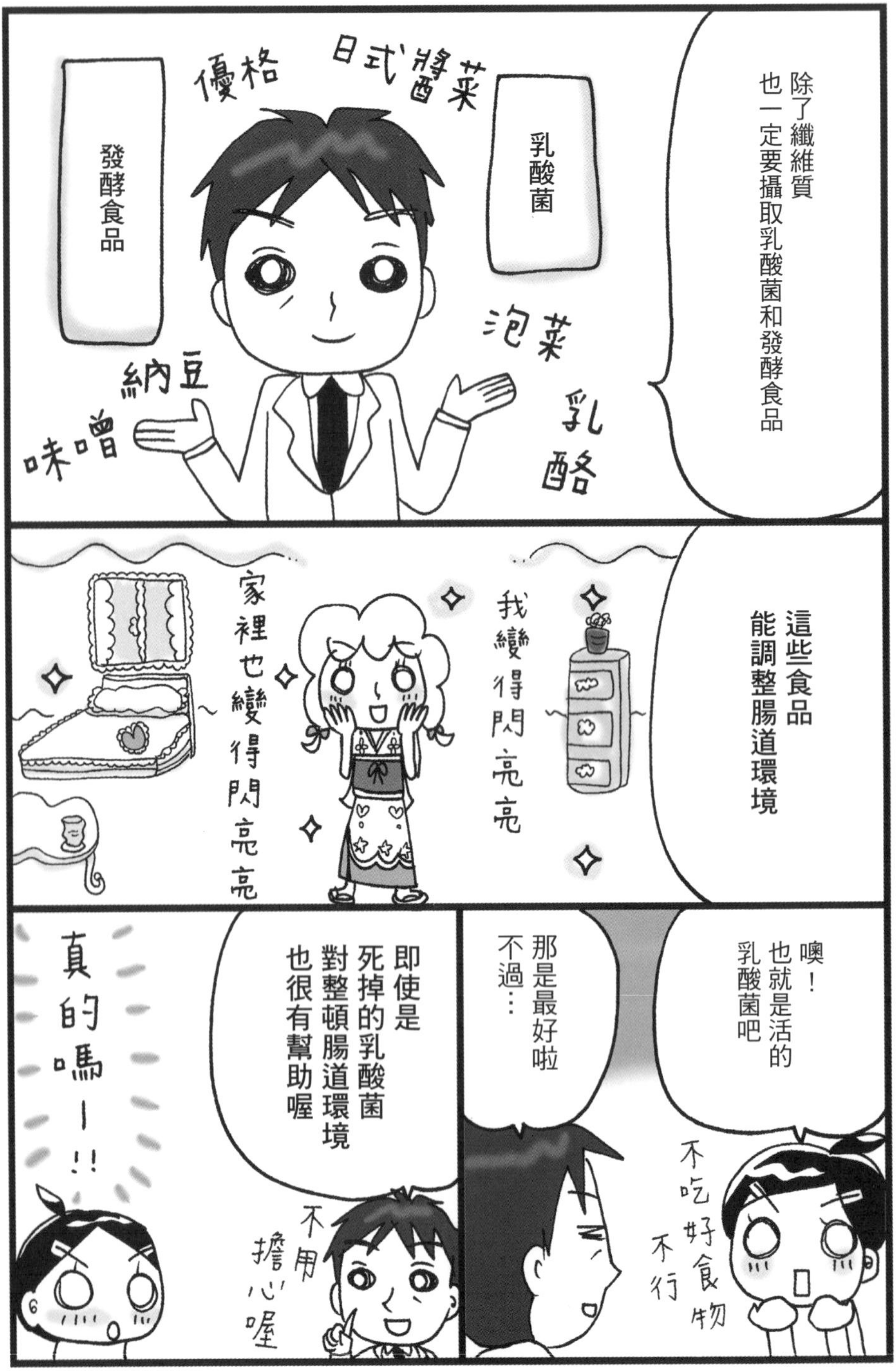
除了纖維質
也一定要攝取乳酸菌和發酵食品
乳酸菌
發酵食品
優格
日式醬菜
泡菜
乳酪
納豆
味噌
這些食品
能調整腸道環境
我變得閃亮亮
家裡也變得閃亮亮
噢！
也就是活的
乳酸菌吧
不吃好食物不行
那是最好啦
不過…
即使是
死掉的乳酸菌
對整頓腸道環境
也很有幫助喔
不用擔心喔
真的嗎—!!

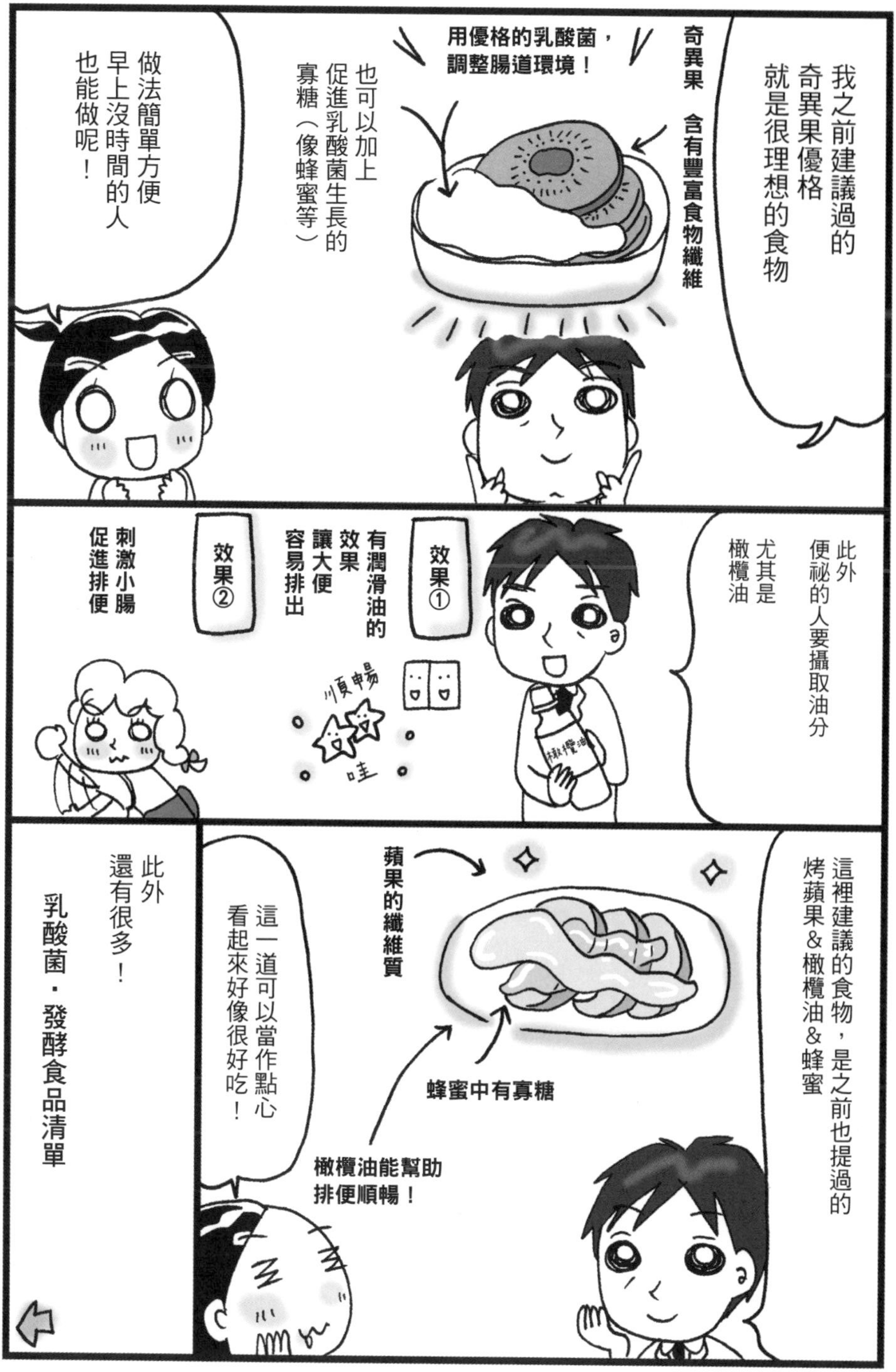

我之前建議過的奇異果優格就是很理想的食物
奇異果　含有豐富食物纖維
用優格的乳酸菌，調整腸道環境！
也可以加上促進乳酸菌生長的寡糖（像蜂蜜等）
做法簡單方便早上沒時間的人也能做呢！
此外便祕的人要攝取油分尤其是橄欖油
效果①
有潤滑油的效果讓大便容易排出
效果②
刺激小腸促進排便
順暢
哇
這裡建議的食物，是之前也提過的烤蘋果&橄欖油&蜂蜜
蘋果的纖維質
蜂蜜中有寡糖
橄欖油能幫助排便順暢！
這一道可以當作點心看起來好像很好吃！
此外還有很多！
乳酸菌・發酵食品清單

吃了就能支援好菌！
有乳酸菌的發酵食品

發酵食品中所含的乳酸菌，能支援在腸道內努力工作的好菌。
平常注意多吃這些發酵食品，是整頓腸道環境的第一步。
不過，因為每個人體質不同，乳酸菌的效果也有差異。
請多多嘗試，找出適合自己體質的食品，然後持續攝取。

動物性乳酸菌

在優格和牛奶等動物奶中形成的乳酸菌，稱為「動物性乳酸菌」。

優格 好菌的代表，如果加上可作為比菲德氏菌養分的蜂蜜等寡糖一起吃，效果更好。

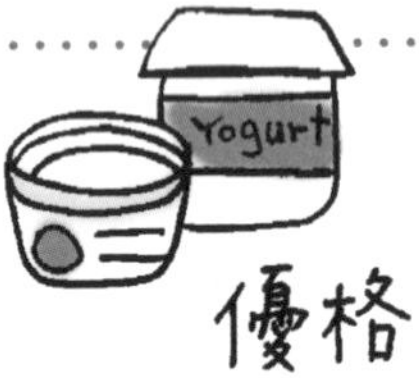

乳酪 其中尤以天然乳酪為佳，含有活的乳酸菌和酵素等。

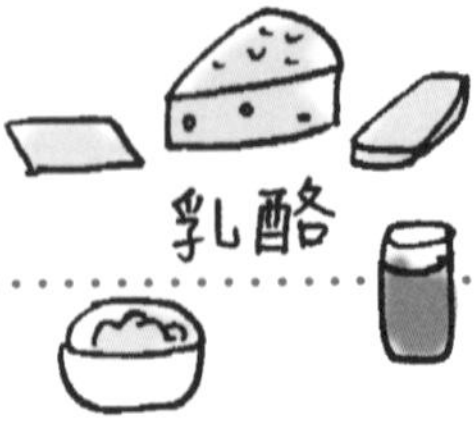

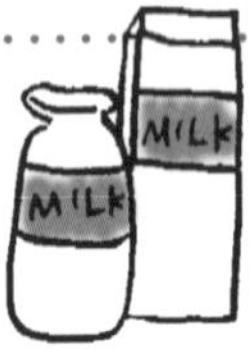

牛奶 牛奶所含的乳糖是好菌的養分。不過要注意，有些人的身體無法分解乳糖，所以會拉肚子。

發酵奶油 乳脂中加入乳酸發酵而製成，帶有微微的酸味。在歐洲，發酵奶油很普遍。

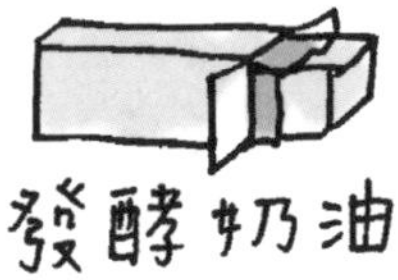

植物性乳酸菌

雖然一般人常覺得只有乳製品才含有乳酸菌，但是植物性食物中其實也含有大量乳酸菌。

納豆 納豆菌在幫助好菌的同時，也會抑制壞菌的繁殖。

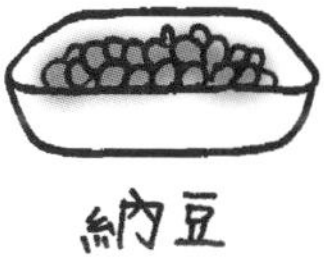

日式醬菜 米糠醬菜中所含的乳酸菌，跟日本人的體質很合，而且每天都能輕鬆攝取，這一點也很棒。

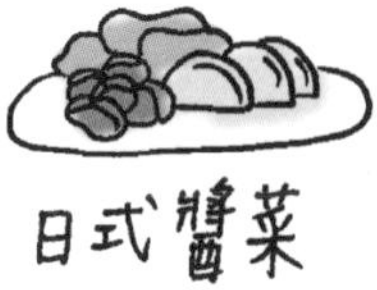

味噌 味噌不只含有乳酸菌，還有高抗氧化能力的類黑精素等各種有益成分。

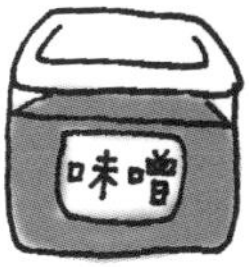

泡菜 泡菜除了使用蔬菜醃製外，也使用了蝦醬等動物性材料，因此所含的乳酸菌種類也很多。

韓式米酒 這種酒的特徵，是乳酸菌所產生的炭酸和酸味。如果喝未加熱的韓式米酒，就能攝取生的乳酸菌。

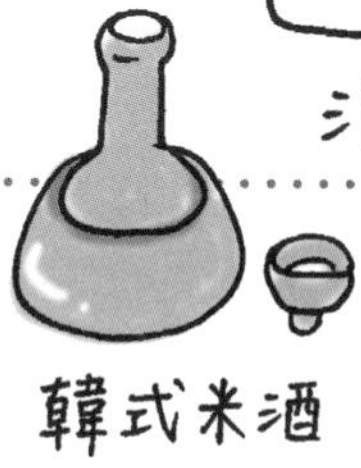

泡菜納豆

這是日、韓兩國最具代表性的乳酸菌食品的結合。將切碎的泡菜和納豆一起拌勻，不但可以當點心吃，也能作為下酒菜。而且，據說納豆菌可以讓乳酸菌繁殖！

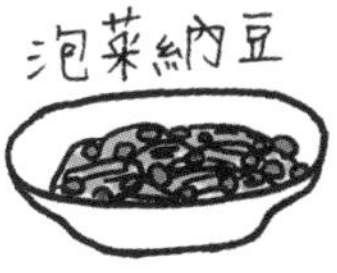

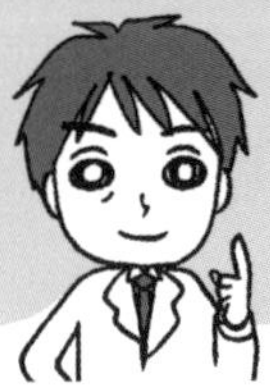

小林教授的便祕 Q&A

7

Q 反覆便祕和拉肚子時，應該怎麼辦？

A 腹瀉不止時，雖然會很想吃止瀉藥，但止瀉後的結果，會讓本來應該盡快排出體外的細菌和毒素留在腸道裡。因此，對腸道環境而言，吃止瀉藥並不好。當反覆便祕和拉肚子時，應該持續服用對兩種症狀都有效、以整頓腸道環境為主的整腸劑。

腸道不適，但沒有發現細菌感染等問題，偏偏又一直重複便祕和拉肚子時，就要注意是不是有「過敏性腸症候群」。這種疾病是因為壓力等問題，造成自律神經失調而引起，比較容易出現於個性一板一眼、認真的人身上，有些人的症候是，平常明明會便祕，但在搭捷運上班的途中卻會肚子痛。

不論如何，重要的是要慢慢讓自律神經安定下來，並調整腸道環境。

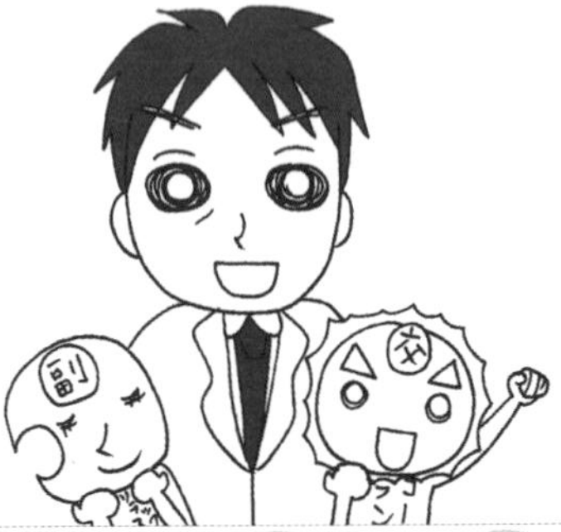

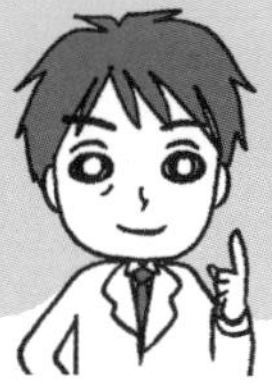

小林教授的便祕 Q&A

8

Q 因為便祕而服用瀉藥，結果變成習慣了…

A 首先，請記住，瀉藥或浣腸都無法從根本治療便祕。以瀉藥或浣腸等方式強迫腸道蠕動，會使腸道漸漸變得更難自己動，反倒使便祕狀況愈趨惡化。

不過，如果一直有服用瀉藥的習慣，要一下子就完全不用，也會形成壓力。實際上，也有人使用的劑量，多到令人難以置信，建議這樣的人慢慢減少對瀉藥的依賴量，最後再完全停用。要減少對瀉藥的使用，首先要從改用整腸劑開始。不過，如果連續四天未排便，就再服用瀉藥。浣腸也一樣，先試用整腸劑一週，如果還是不行再浣腸。

同時，要持續攝取能支援好菌的乳酸菌食品和發酵食品。比起勉強排便，請把整頓腸道環境擺在第一優先。

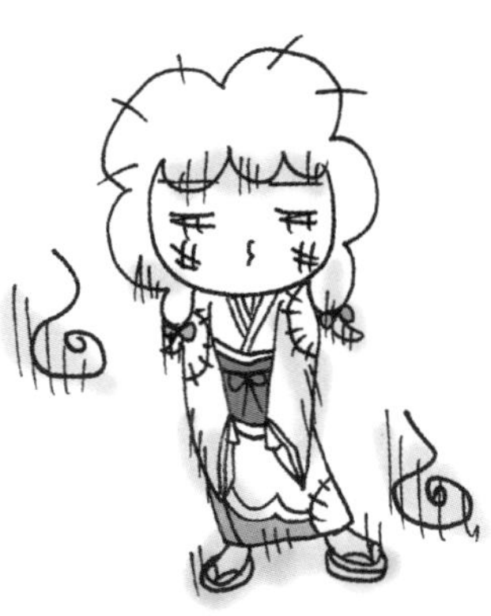

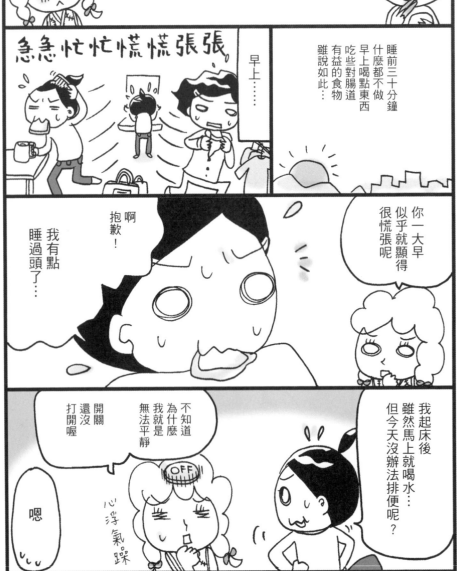

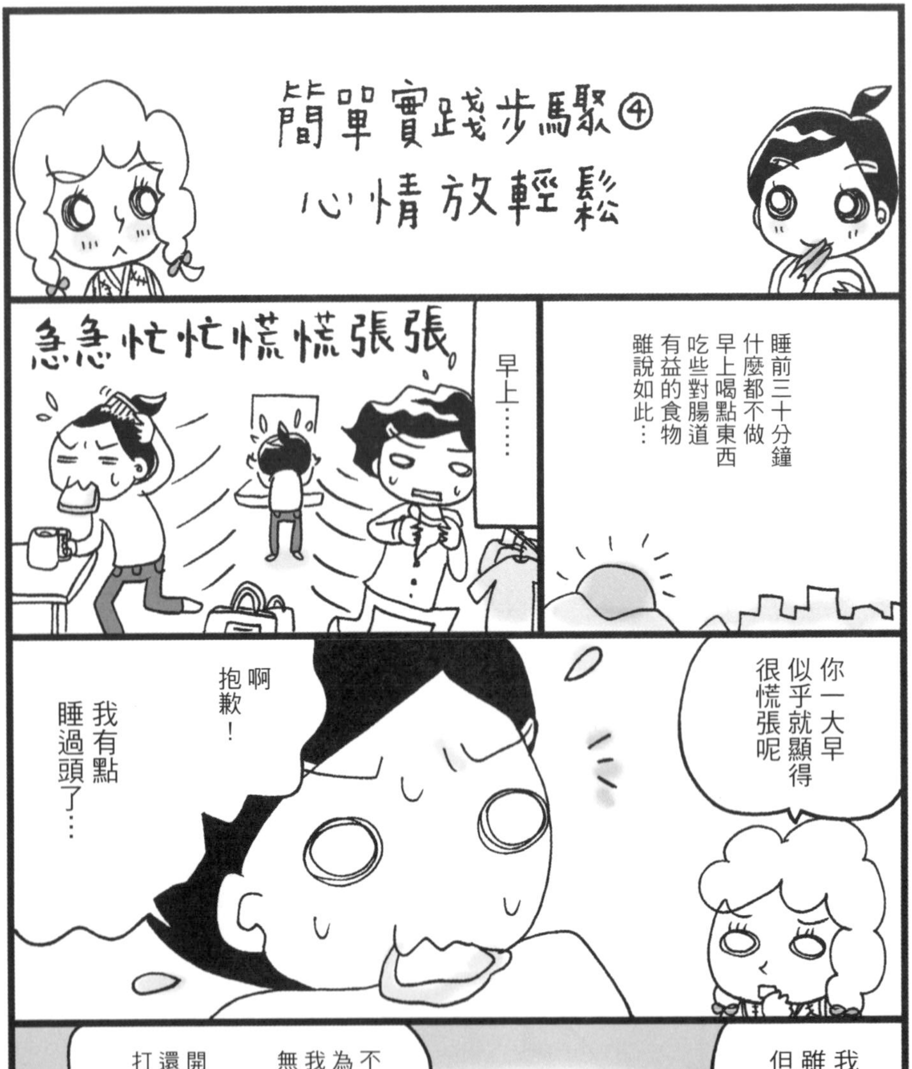
簡單實踐步驟④
心情放輕鬆
睡前三十分鐘什麼都不做早上喝點東西吃些對腸道有益的食物雖說如此…
早上……
急急忙忙慌慌張張
你一大早似乎就顯得很慌張呢
啊抱歉！
我有點睡過頭了…
我起床後雖然馬上就喝水…但今天沒辦法排便呢？
不知道為什麼我就是無法平靜
開關還沒打開喔
OFF
心浮氣躁
嗯

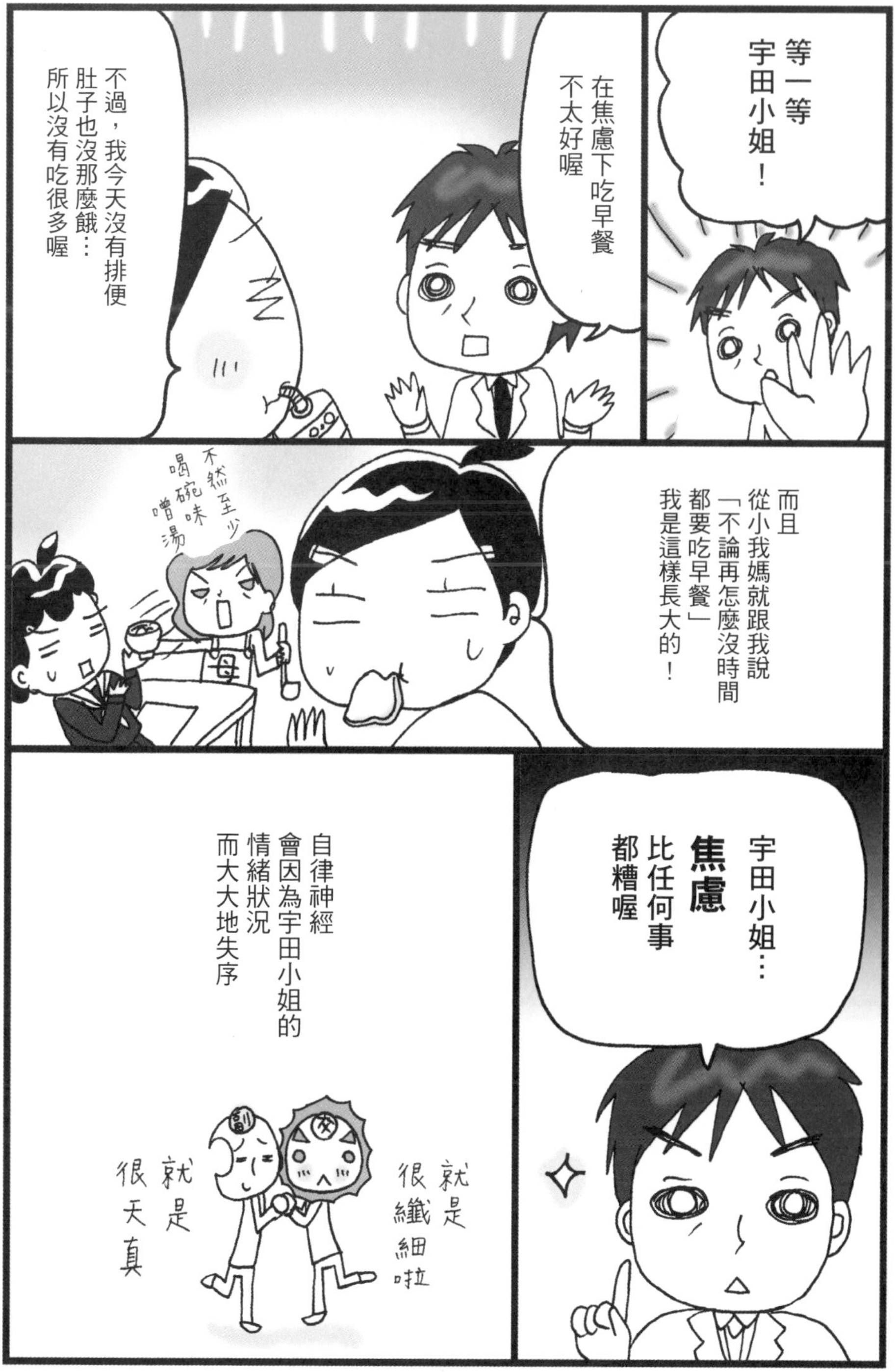

等一等
宇田小姐！
在焦慮下吃早餐
不太好喔
不過，我今天沒有排便
肚子也沒那麼餓⋯
所以沒有吃很多喔
而且
從小我媽就跟我說
「不論再怎麼沒時間
都要吃早餐」
我是這樣長大的！
不然至少
喝碗味
噌湯
母
宇田小姐⋯
焦慮
比任何事
都糟喔
自律神經
會因為宇田小姐的
情緒狀況
而大大地失序
就是
很纖細啦
就是
很天真

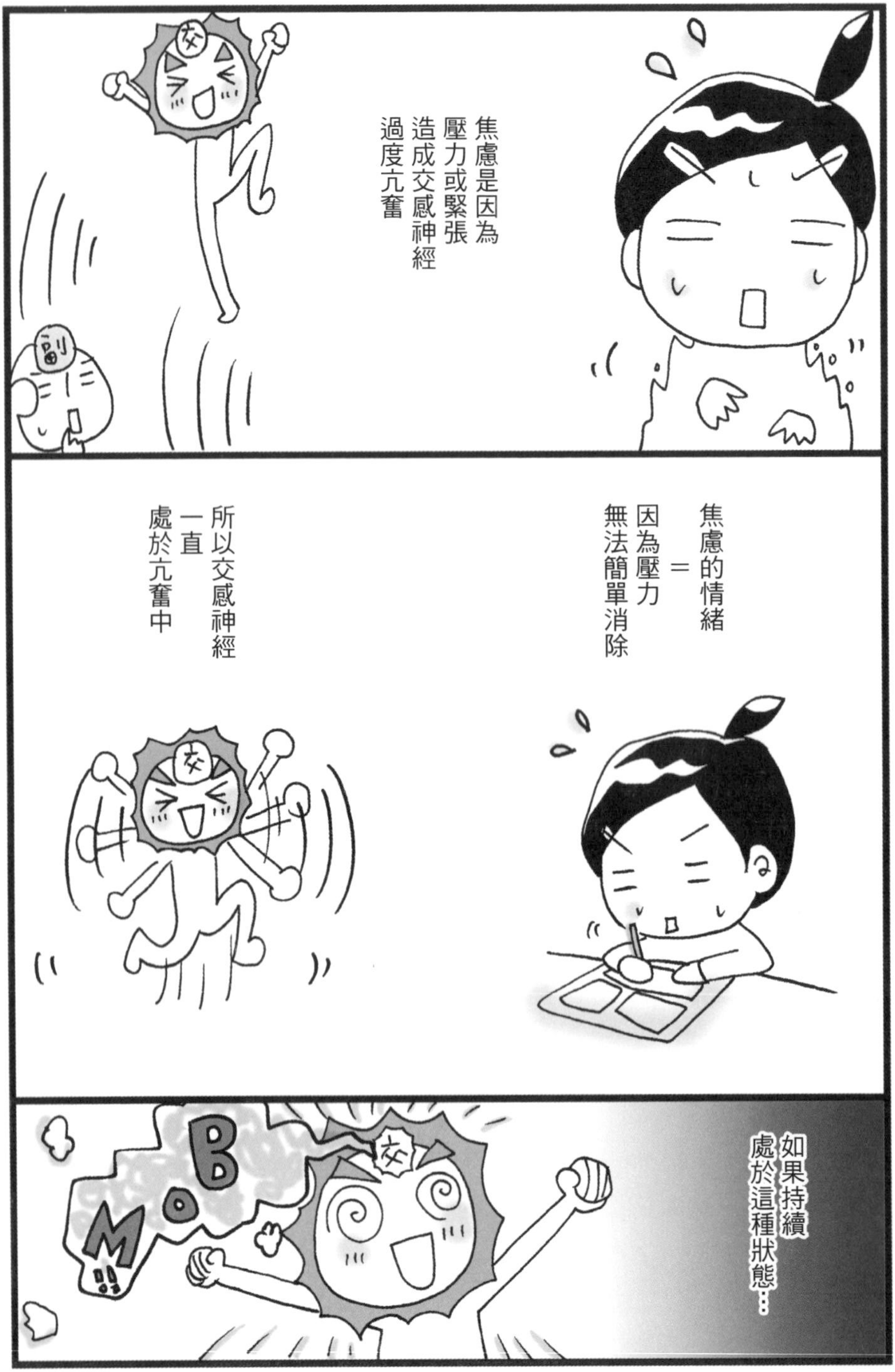
焦慮是因為
壓力或緊張
造成交感神經
過度亢奮
交
焦慮的情緒
＝
因為壓力
無法簡單消除
所以交感神經
一直
處於亢奮中
交
如果持續
處於這種狀態…
交

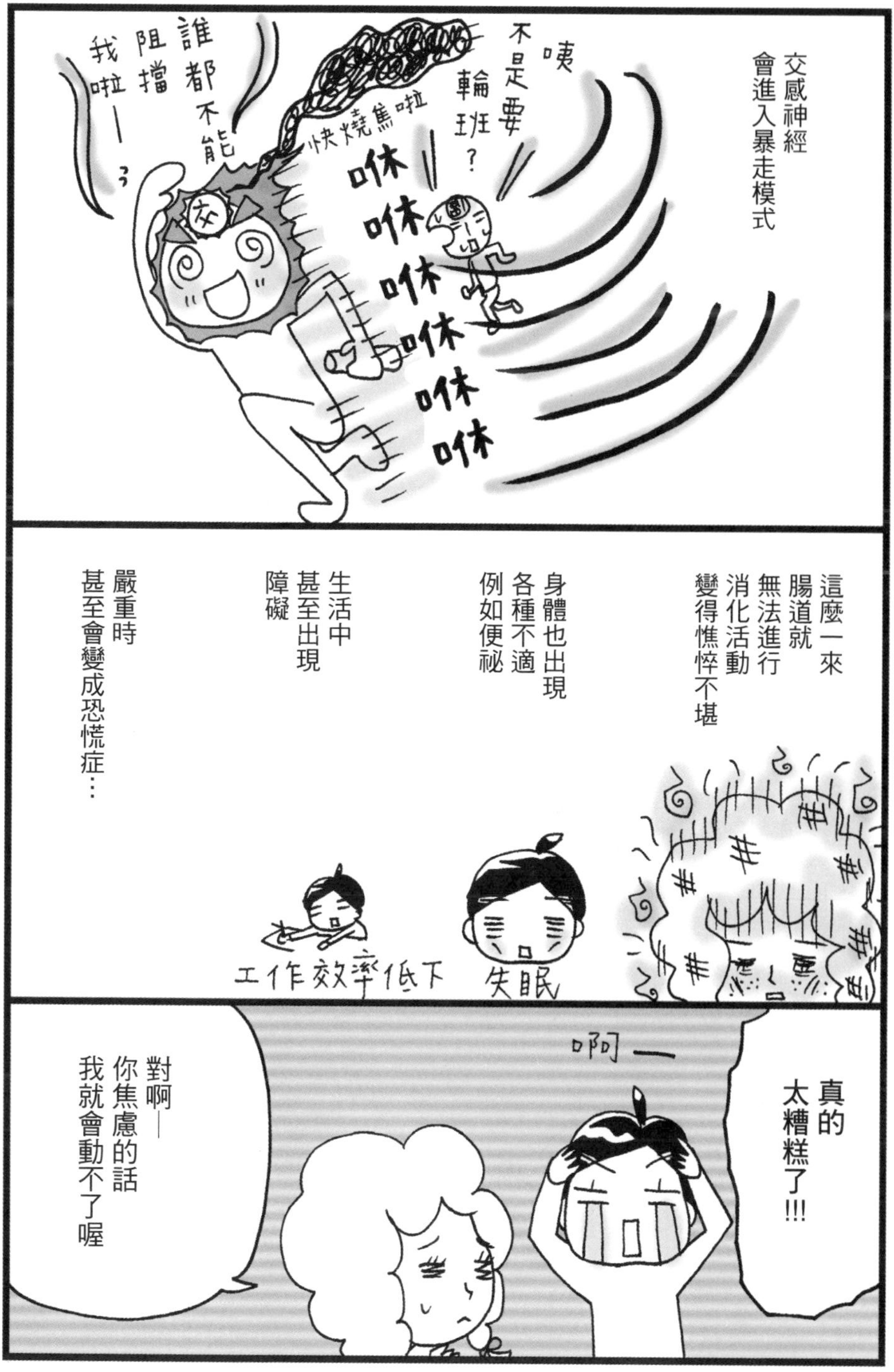
交感神經會進入暴走模式
咦 不是要輪班？
快燒焦啦
咻咻咻咻咻咻
誰都不能阻擋我啦——
這麼一來腸道就無法進行消化活動變得憔悴不堪
身體也出現各種不適例如便祕
失眠
生活中甚至出現障礙
工作效率低下
嚴重時甚至會變成恐慌症…
真的太糟糕了!!!
啊—
對啊—你焦慮的話我就會動不了喔

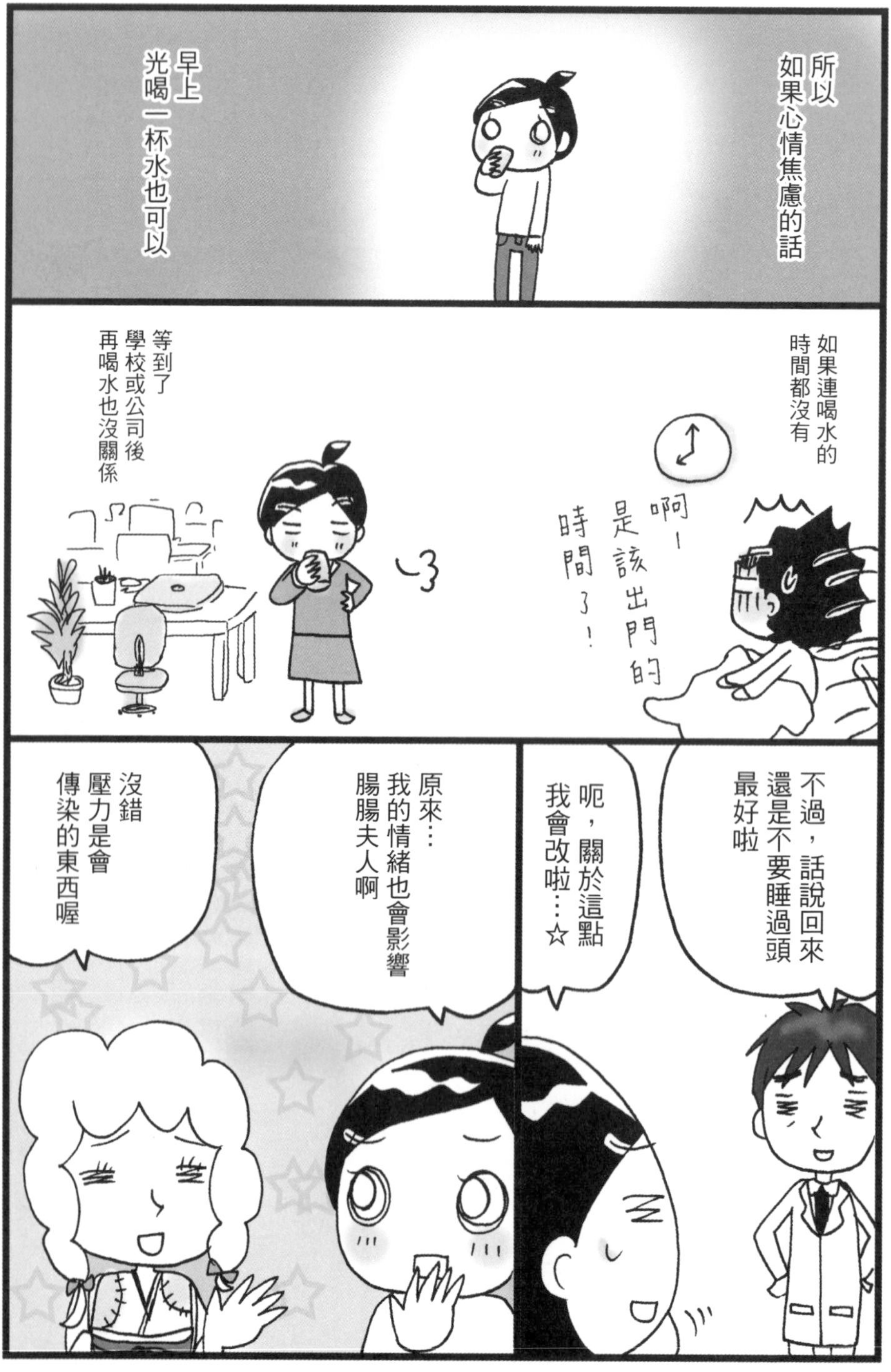
所以
如果心情焦慮的話
早上
光喝一杯水也可以
如果連喝水的
時間都沒有
啊！是該出門的時間了！
等到了
學校或公司後
再喝水也沒關係
不過，話說回來
還是不要睡過頭
最好啦
呃，關於這點
我會改啦……☆
原來…
我的情緒也會影響
腸腸夫人啊
沒錯
壓力是會
傳染的東西喔

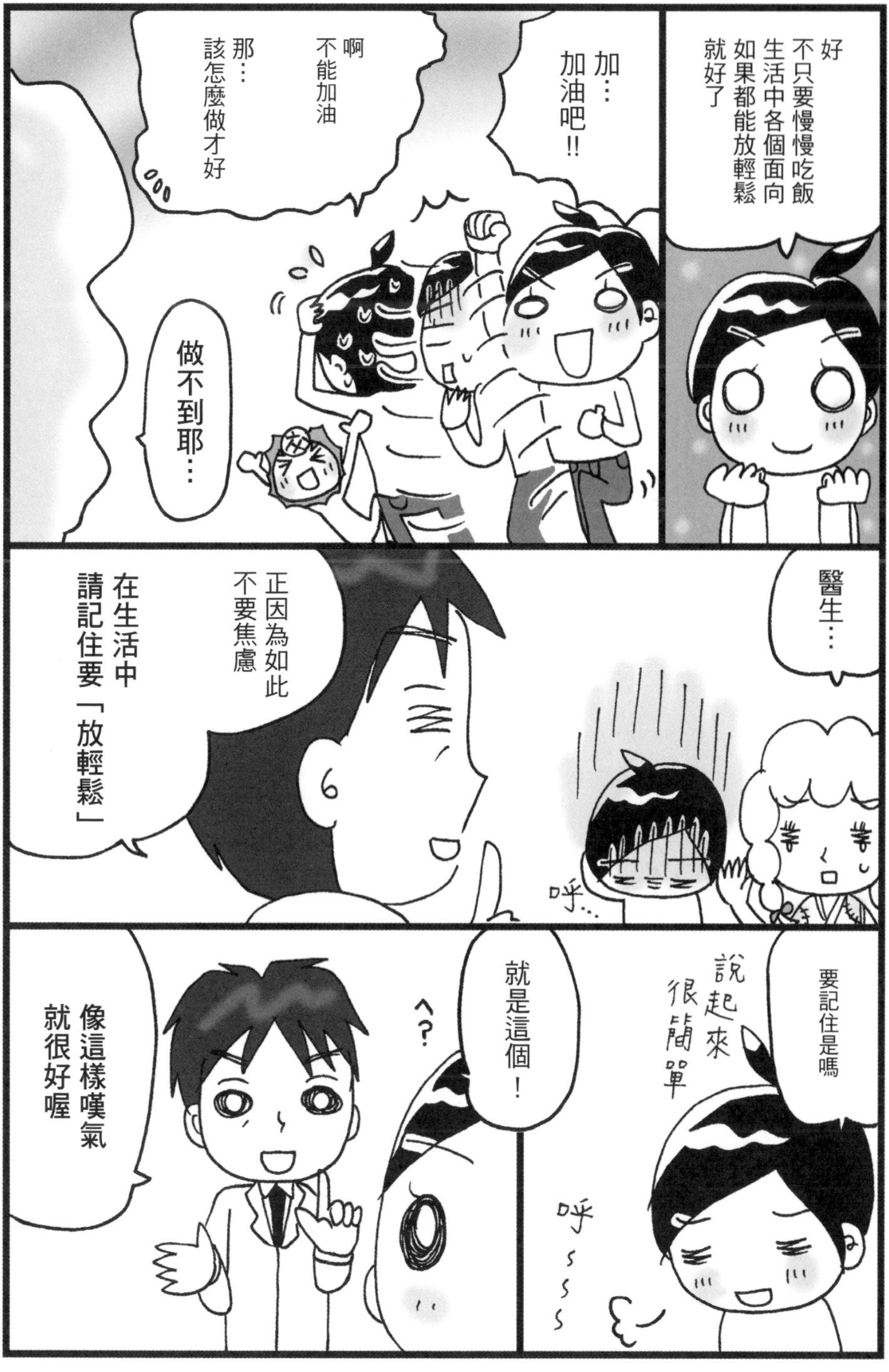
好
不只要慢慢吃飯
生活中各個面向
如果都能放輕鬆
就好了
加…
加油吧!!
啊
不能加油
那…
該怎麼做才好
做不到耶…
醫生…
正因為如此
不要焦慮
在生活中
請記住要「放輕鬆」
呼…
要記住是嗎
說起來
很簡單
呼〜〜〜
就是這個!
へ?
像這樣嘆氣
就很好喔

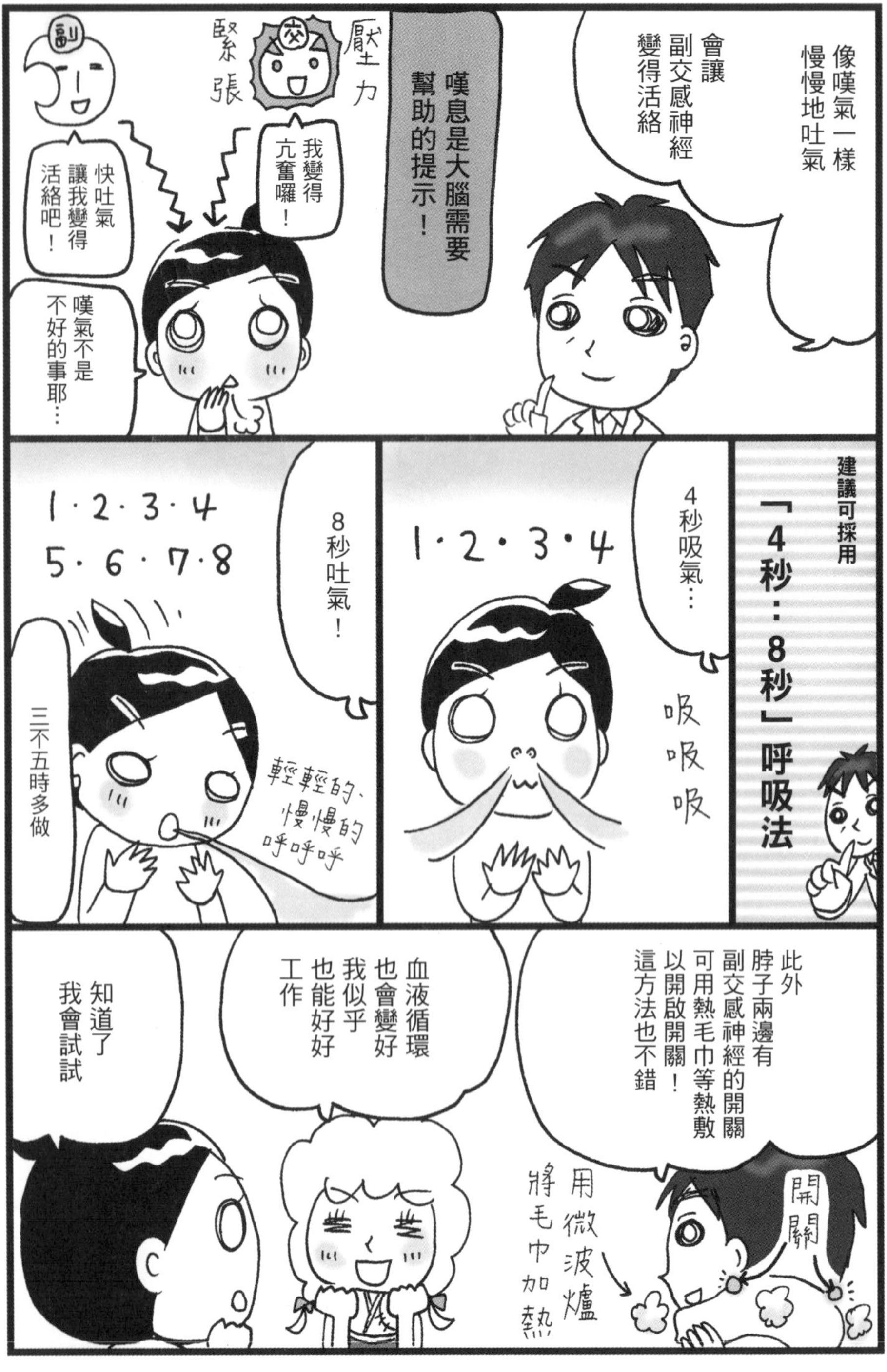
像嘆氣一樣慢慢地吐氣
會讓副交感神經變得活絡
嘆息是大腦需要幫助的提示！
壓力
交
緊張
我變得亢奮囉！
副
快吐氣讓我變得活絡吧！
嘆氣不是不好的事耶…
建議可採用「4秒：8秒」呼吸法
4秒吸氣…
1·2·3·4
吸吸吸
8秒吐氣！
1·2·3·4
5·6·7·8
輕輕的、慢慢的呼呼呼
三不五時多做
此外脖子兩邊有副交感神經的開關可用熱毛巾等熱敷以開啟開關！這方法也不錯
開關
用微波爐將毛巾加熱
血液循環也會變好我似乎也能好好工作
知道了我會試試

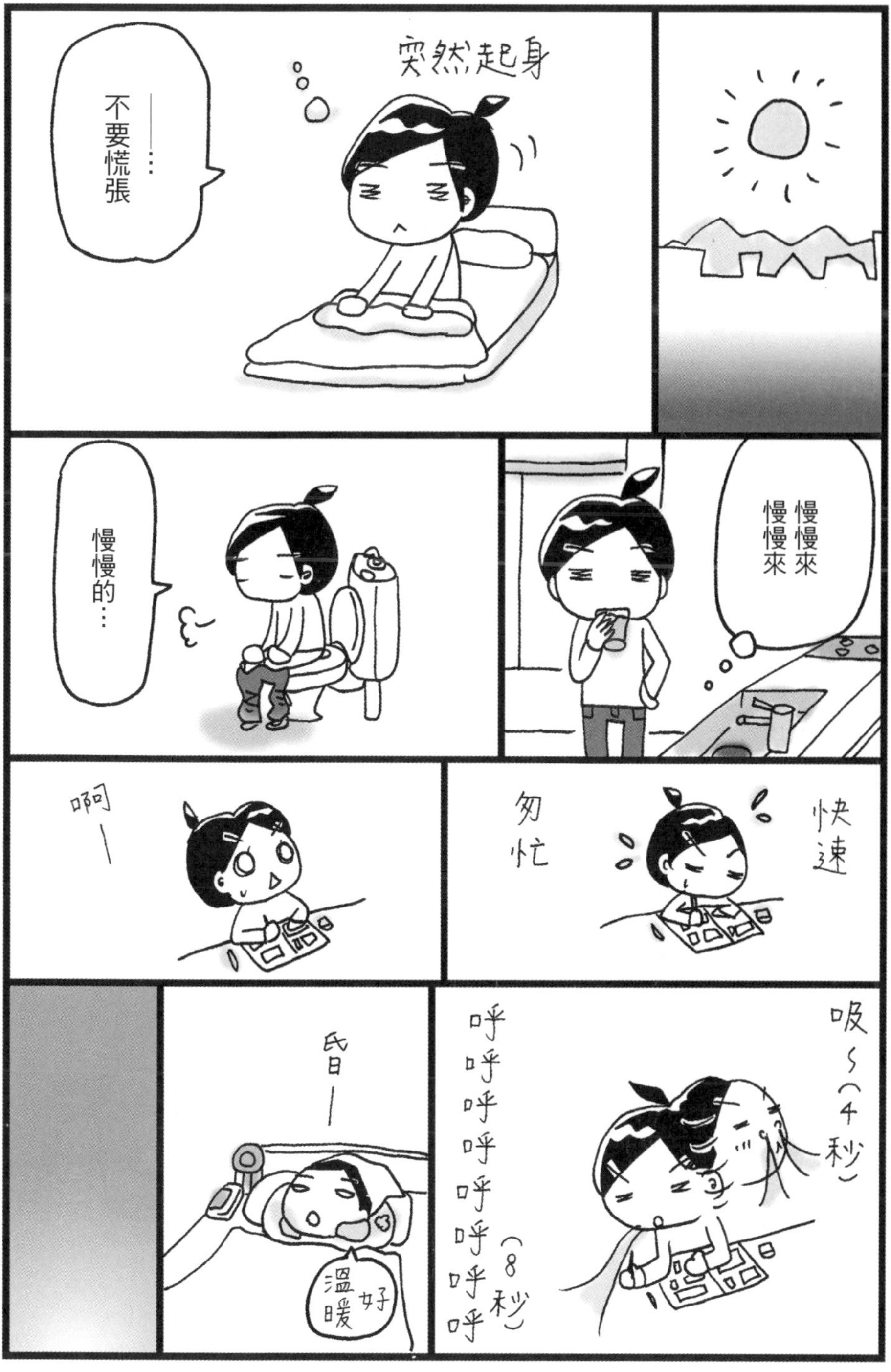
突然起身
……不要慌張
慢慢的……
慢慢來
慢慢來
啊—
匆忙
快速
昏—
好溫暖
吸～（4秒）
呼呼呼呼呼呼呼呼（8秒）

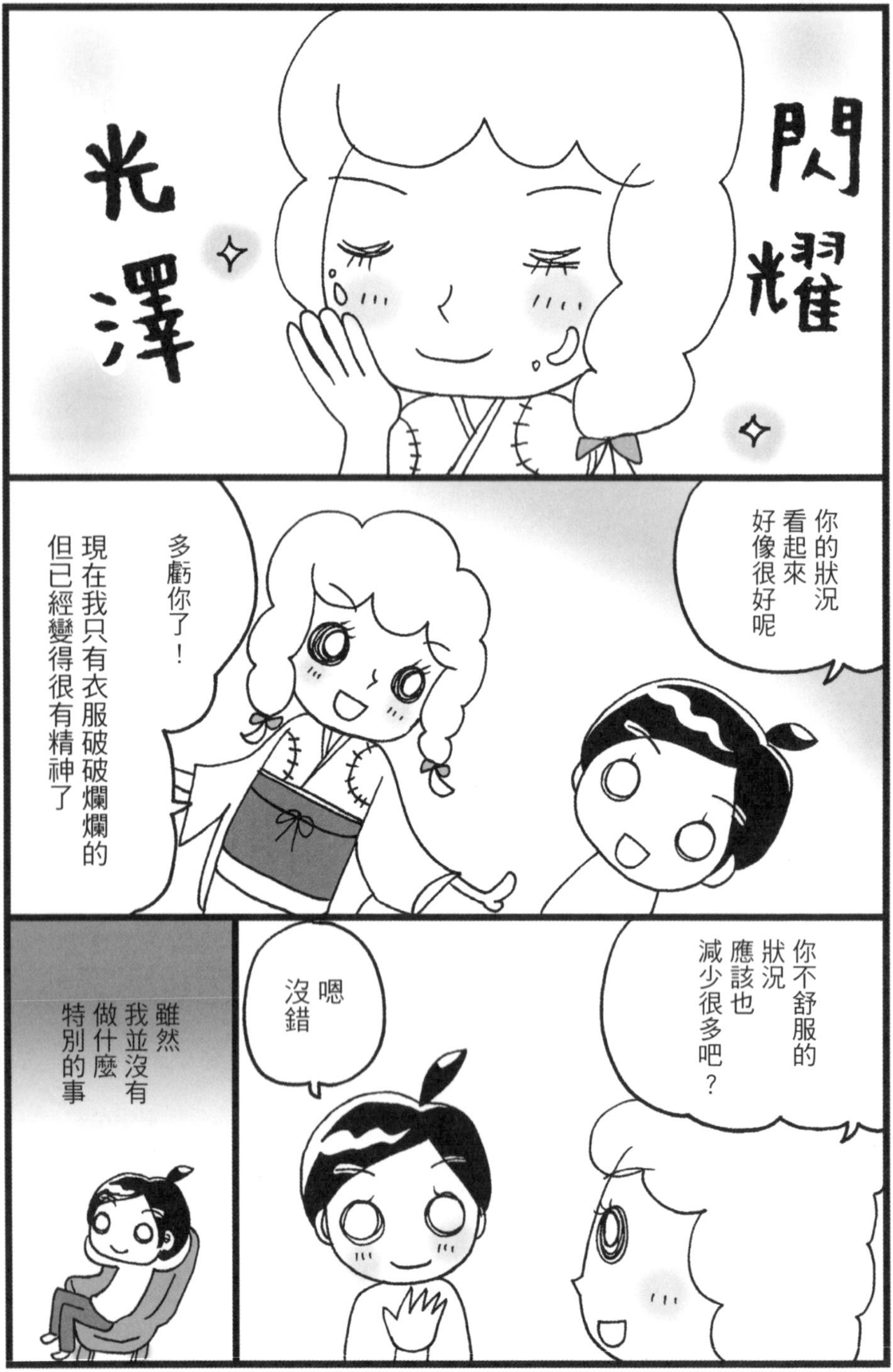
閃耀
光澤
你的狀況看起來好像很好呢
多虧你了！
現在我只有衣服破破爛爛的但已經變得很有精神了
你不舒服的狀況應該也減少很多吧？
嗯 沒錯
雖然我並沒有做什麼特別的事

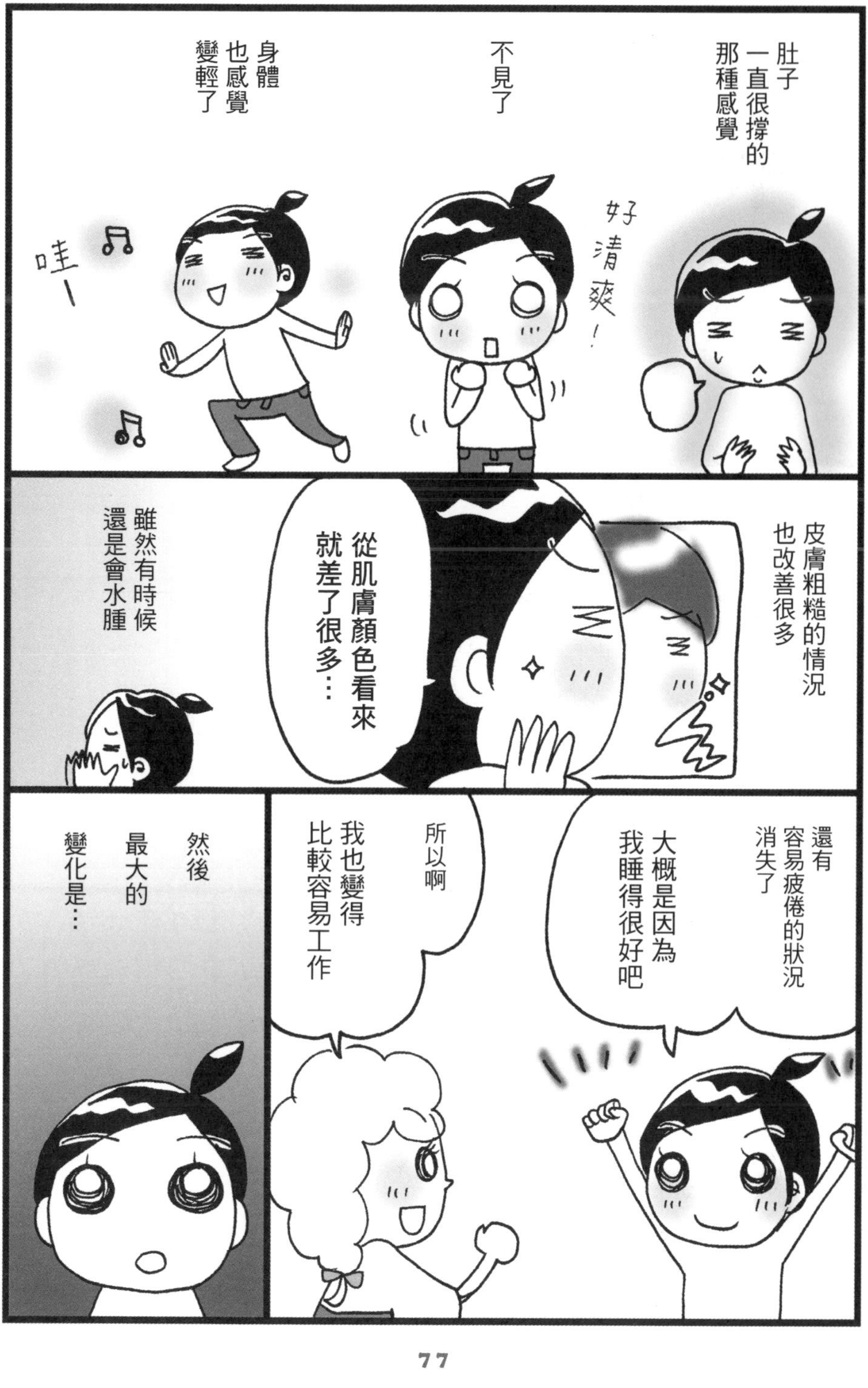

肚子一直很撐的那種感覺
好清爽！
不見了
身體也感覺變輕了
哇－
皮膚粗糙的情況也改善很多
從肌膚顏色看來就差了很多…
雖然有時候還是會水腫
還有容易疲倦的狀況消失了
大概是因為我睡得很好吧
所以啊我也變得比較容易工作
然後最大的變化是…

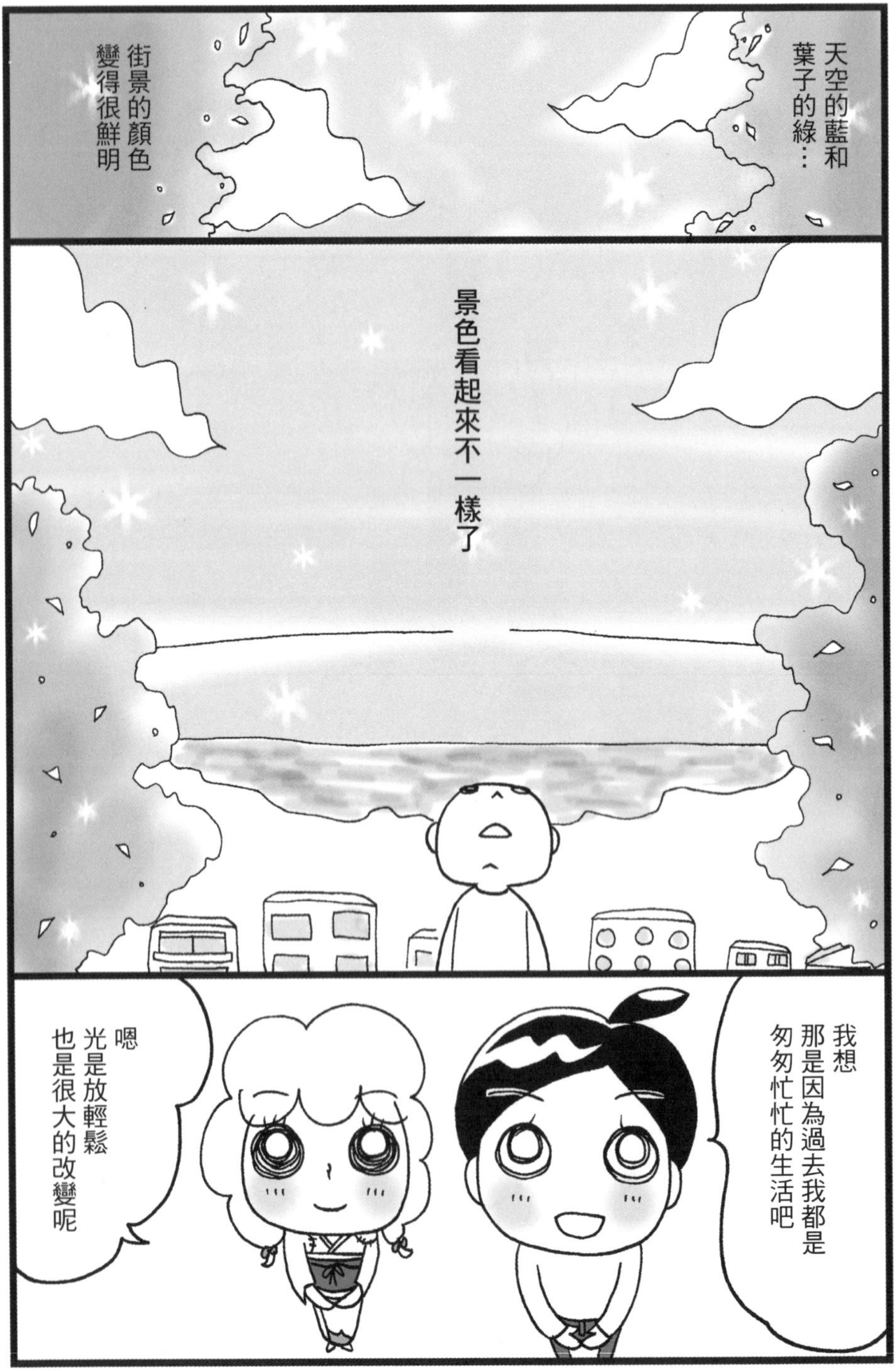
天空的藍和
葉子的綠……
街景的顏色
變得很鮮明
景色看起來不一樣了
我想
那是因為過去我都是
匆匆忙忙的生活吧
嗯
光是放輕鬆
也是很大的改變呢

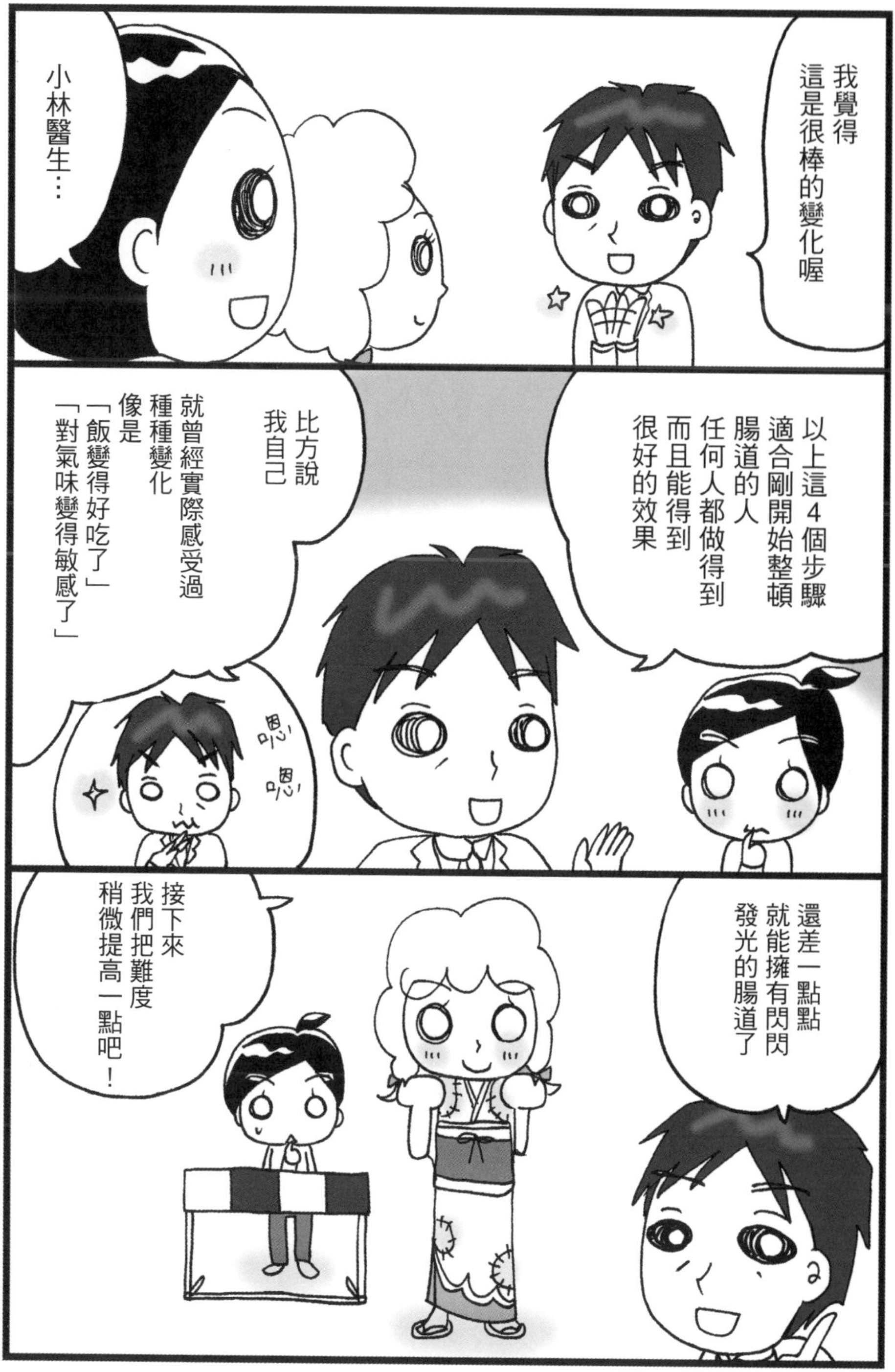
我覺得這是很棒的變化喔
小林醫生…
以上這4個步驟適合剛開始整頓腸道的人任何人都做得到而且能得到很好的效果
比方說我自己
就曾經實際感受過種種變化像是「飯變得好吃了」「對氣味變得敏感了」
嗯嗯
還差一點點就能擁有閃閃發光的腸道了
接下來我們把難度稍微提高一點吧！

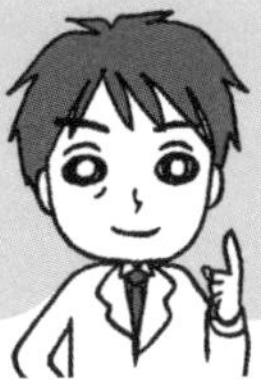

小林教授的便祕

Q&A

9

Q 腸道無法吸收營養，不是反倒能減肥嗎？

A 「如果不整頓腸道環境，就無法吸收營養。」聽到這句話，或許有些人會心想：「無法吸收營養→不會胖→不整頓腸道環境也無所謂吧？」不過，這可是個天大的錯誤！

食物從胃部送來小腸，經過消化、分解，轉化為營養送到肝臟，然後再成為血液的成分，從心臟送到全身。不過，要是腸道這個造血的源頭不乾淨，就無法製造品質良好的血液，攝取的營養也無法到達細胞，而是以脂肪的形式堆積在身體裡，結果就變得更胖。所以說，正確答案應該是，腸道環境若不好，「無法吸收營養→以脂肪的形式堆積→變胖」。

此外，不乾淨的血液會讓皮膚長痘痘、容易感到疲倦，以至於注意力不集中。營養確實傳送至細胞，能提高能量，打造出不易發胖、不易疲倦的體質。所以，整頓腸道環境，才是最強的減肥方式。

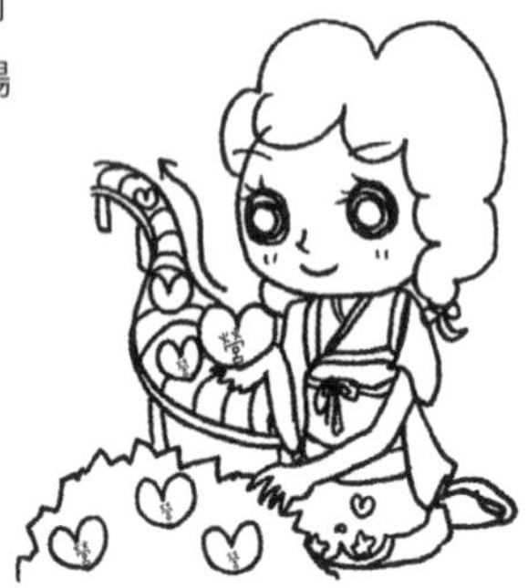

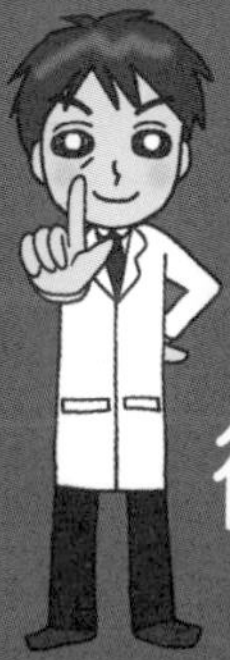

美麗循環習慣
進階篇

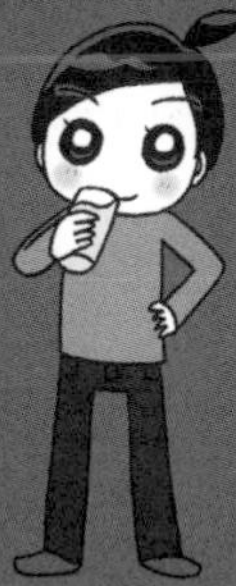

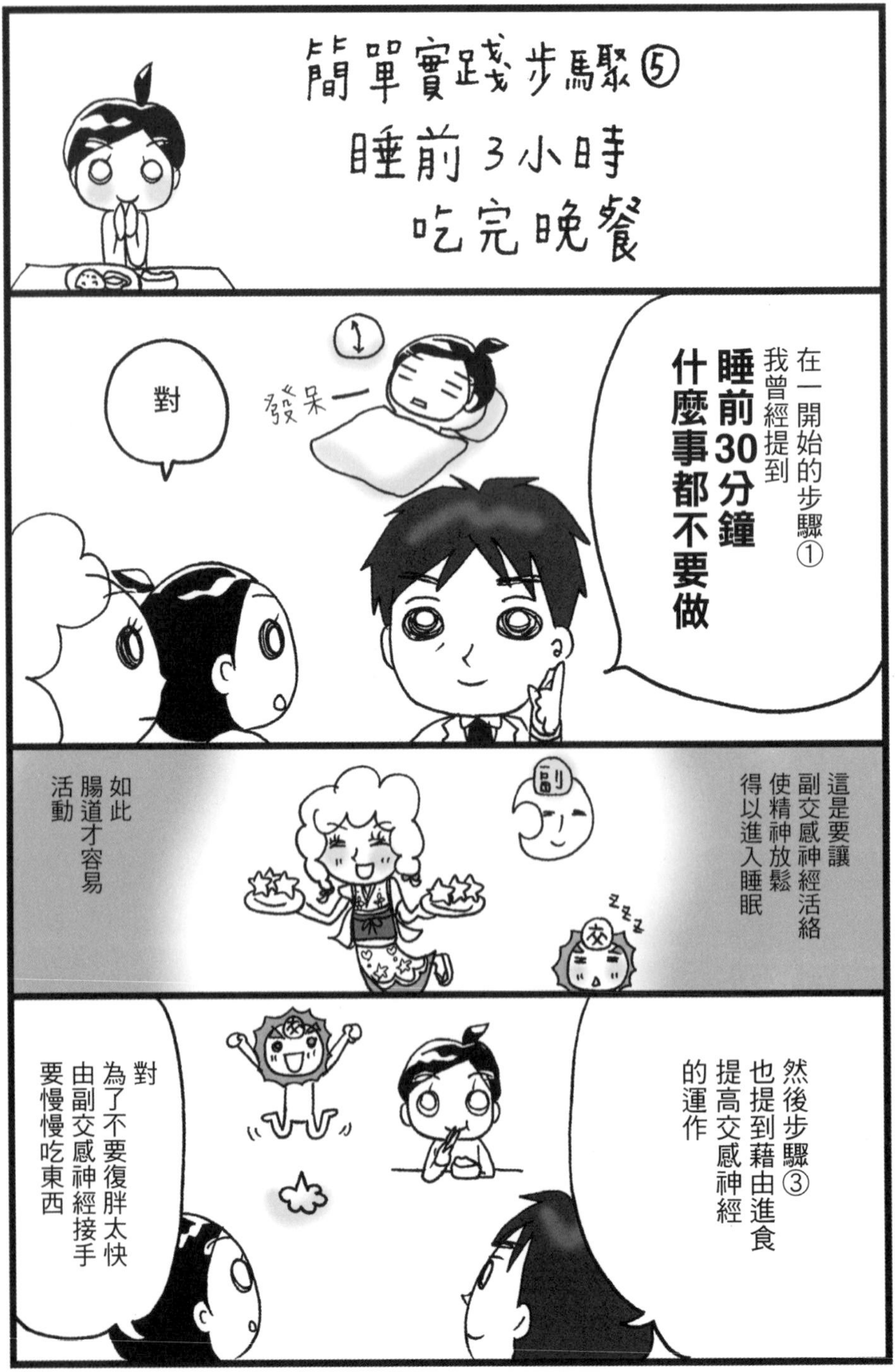
簡單實踐步驟⑤
睡前3小時
吃完晚餐
在一開始的步驟①
我曾經提到
睡前30分鐘
什麼事都不要做
發呆—
對
副
這是要讓
副交感神經活絡
使精神放鬆
得以進入睡眠
如此
腸道才容易
活動
交
然後步驟③
也提到藉由進食
提高交感神經
的運作
對
為了不要復胖太快
由副交感神經接手
要慢慢吃東西

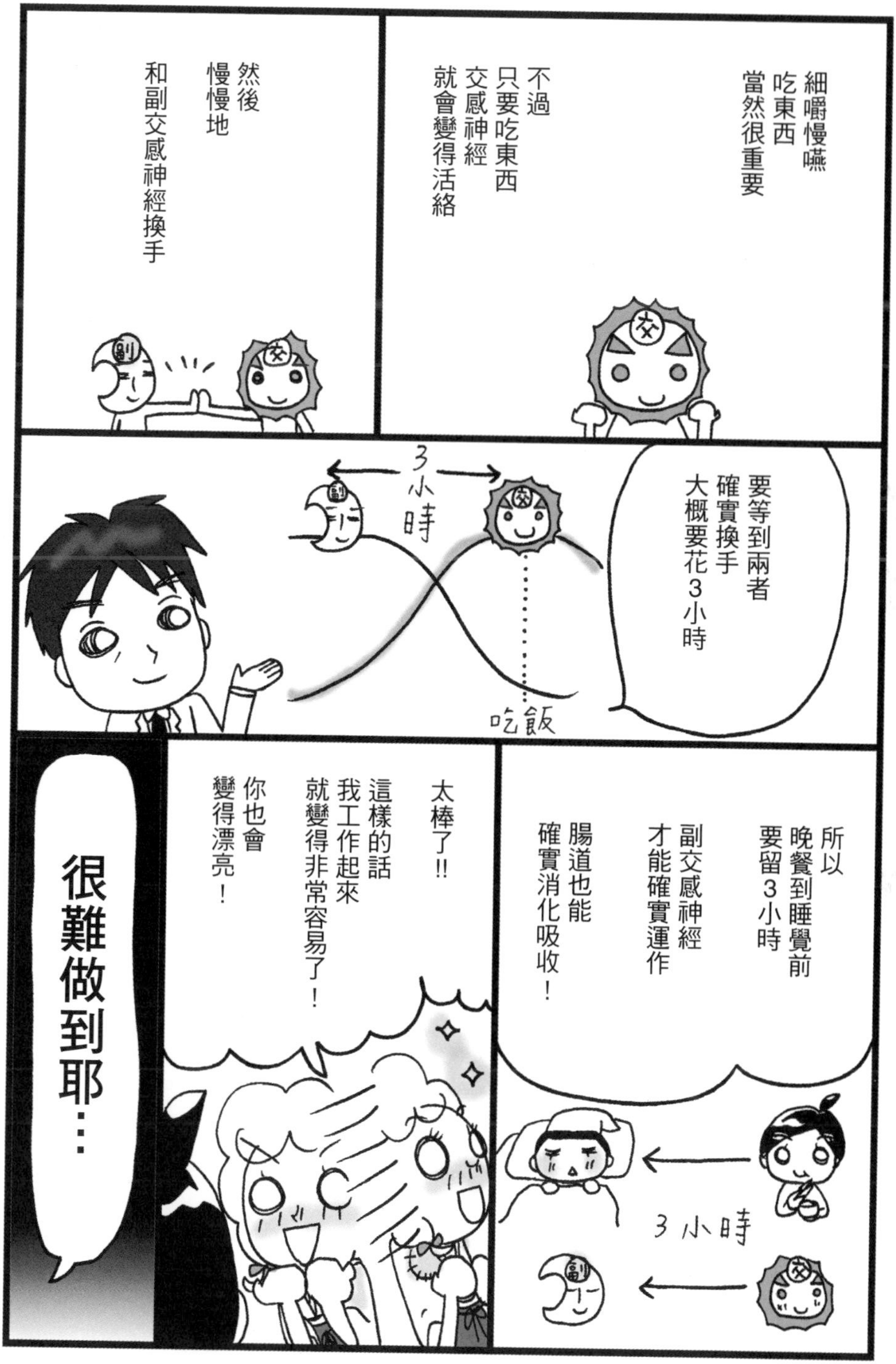

細嚼慢嚥
吃東西
當然很重要
不過
只要吃東西
交感神經
就會變得活絡
然後
慢慢地
和副交感神經換手
交
副
要等到兩者
確實換手
大概要花3小時
3小時
吃飯
所以
晚餐到睡覺前
要留3小時
副交感神經
才能確實運作
腸道也能
確實消化吸收！
3小時
太棒了!!
這樣的話
我工作起來
就變得非常容易了！
你也會
變得漂亮！
很難做到耶…

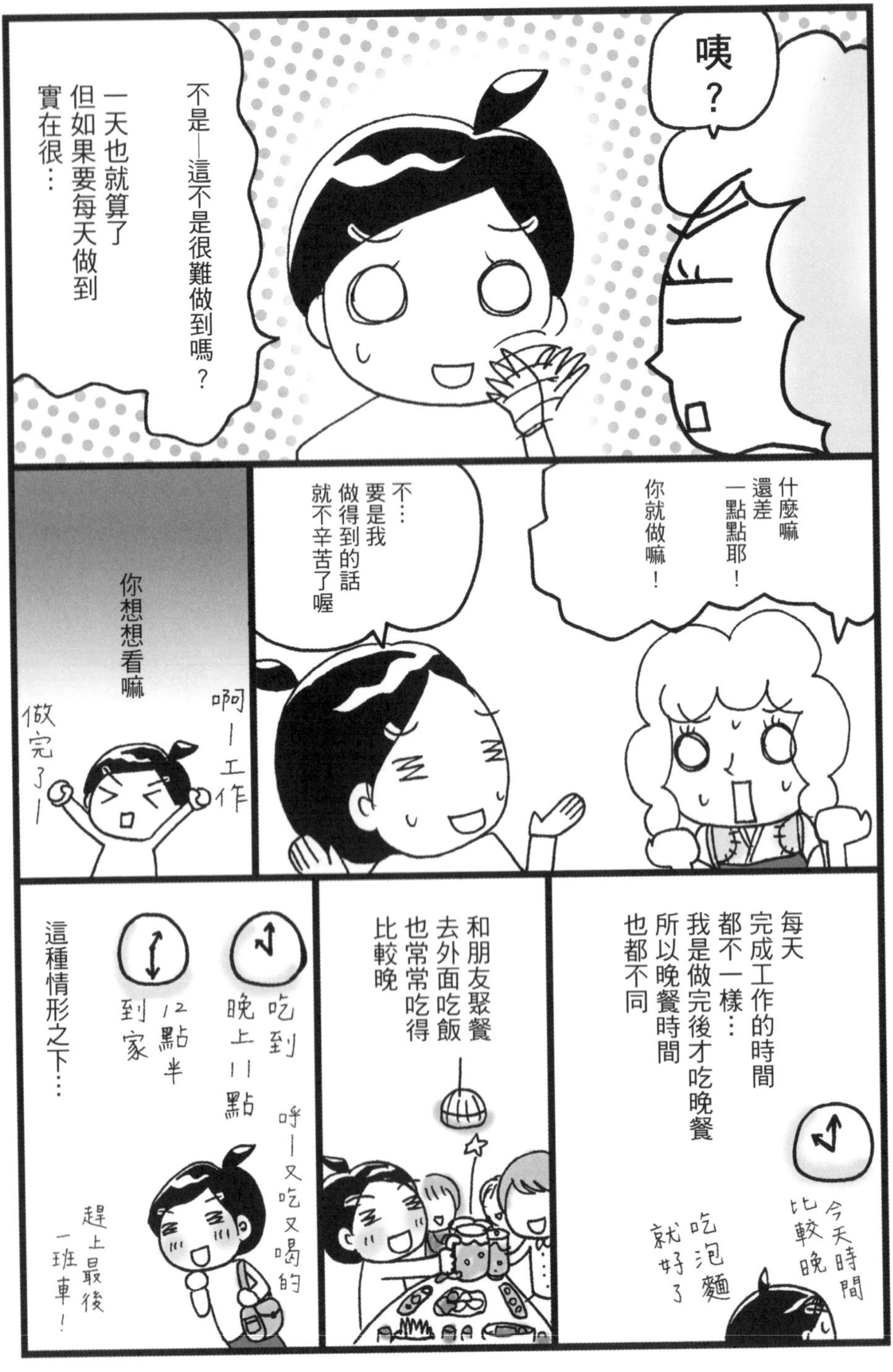
咦？
不是—這不是很難做到嗎？
一天也就算了 但如果要每天做到 實在很…
什麼嘛 還差一點點耶！ 你就做嘛！
不… 要是我做得到的話 就不辛苦了喔
你想想看嘛
啊—工作做完了—
每天完成工作的時間都不一樣… 我是做完後才吃晚餐 所以晚餐時間也都不同
今天時間比較晚
吃泡麵就好了
和朋友聚餐 去外面吃飯 也常常吃得比較晚
吃到晚上11點
12點半到家
呼—又吃又喝的
趕上最後一班車！
這種情形之下…

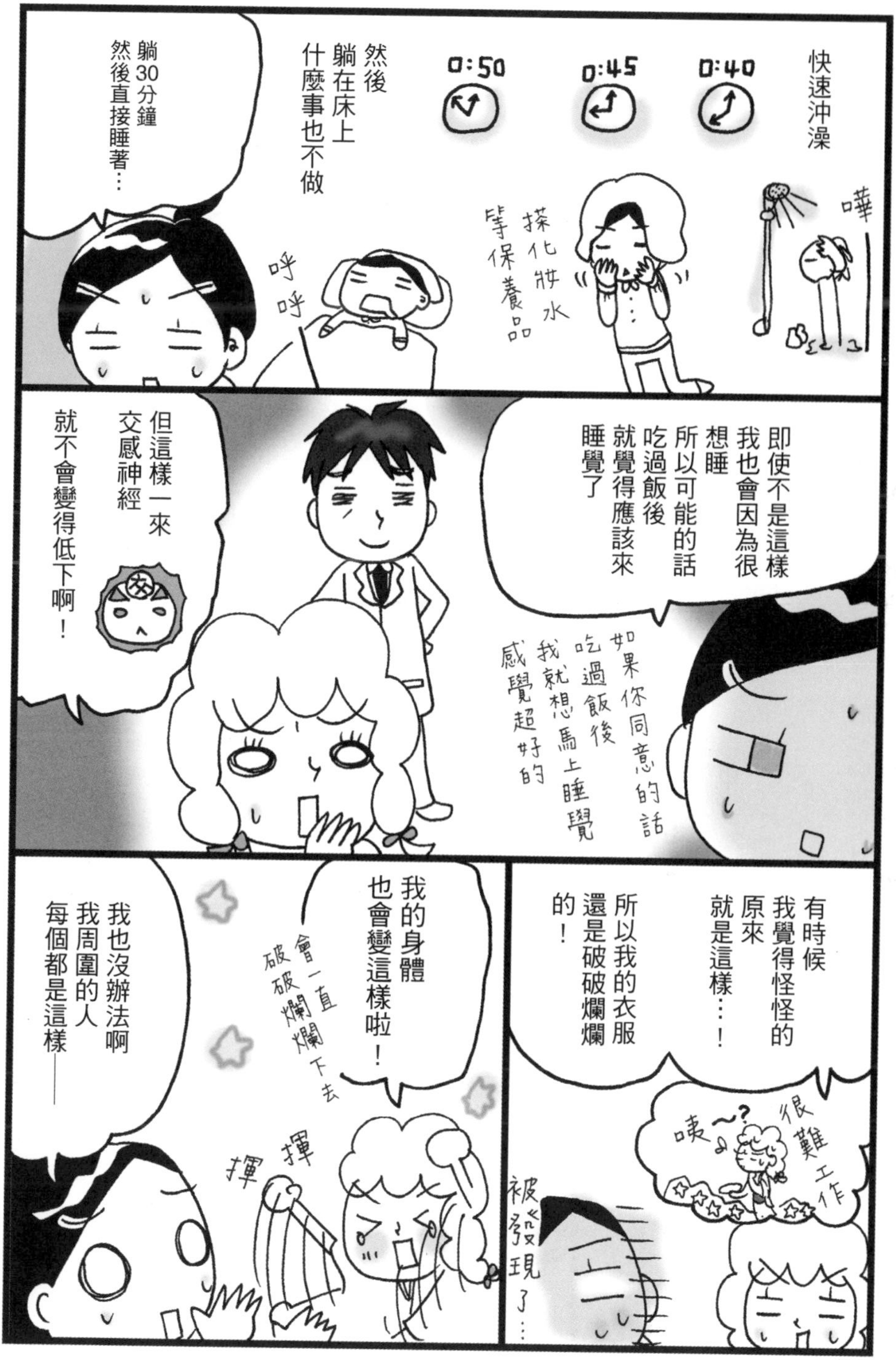
快速沖澡
嘩
0:40
0:45
0:50
搽化妝水等保養品
然後躺在床上什麼事也不做
呼呼
躺30分鐘然後直接睡著…
即使不是這樣我也會因為很想睡所以可能的話吃過飯後就覺得應該來睡覺了
如果你同意的話吃過飯後我就想馬上睡覺感覺超好的
但這樣一來交感神經就不會變得低下啊！
交
有時候我覺得怪怪的原來就是這樣…！
所以我的衣服還是破破爛爛的！
咦～？
很難工作
被發現了…
我的身體也會變這樣啦！
會一直破破爛爛下去
揮
揮
我也沒辦法啊我周圍的人每個都是這樣——

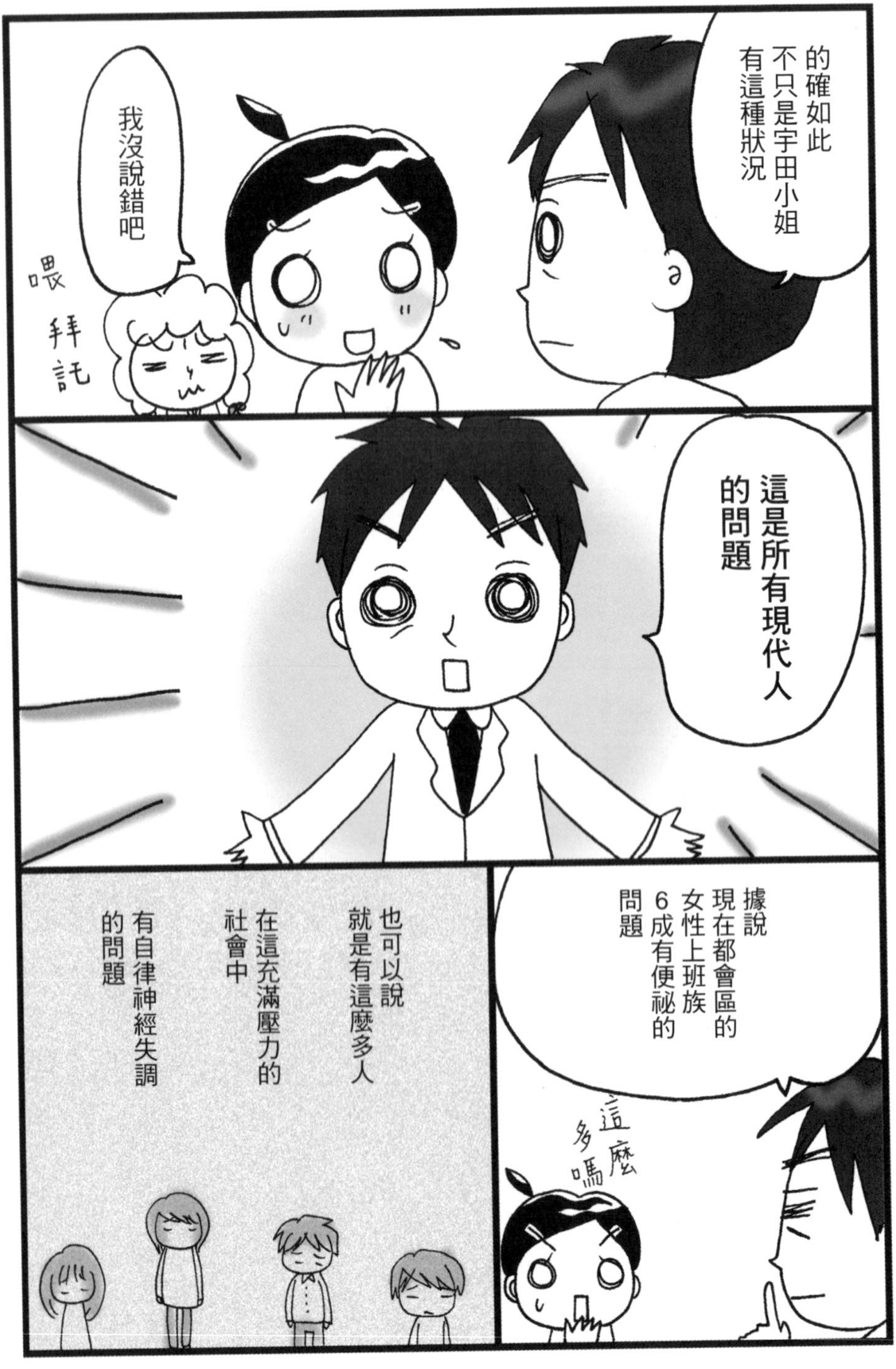
的確如此不只是宇田小姐有這種狀況
我沒說錯吧
喂 拜託
這是所有現代人的問題
據說現在都會區的女性上班族6成有便祕的問題
這麼多嗎
也可以說就是有這麼多人在這充滿壓力的社會中有自律神經失調的問題

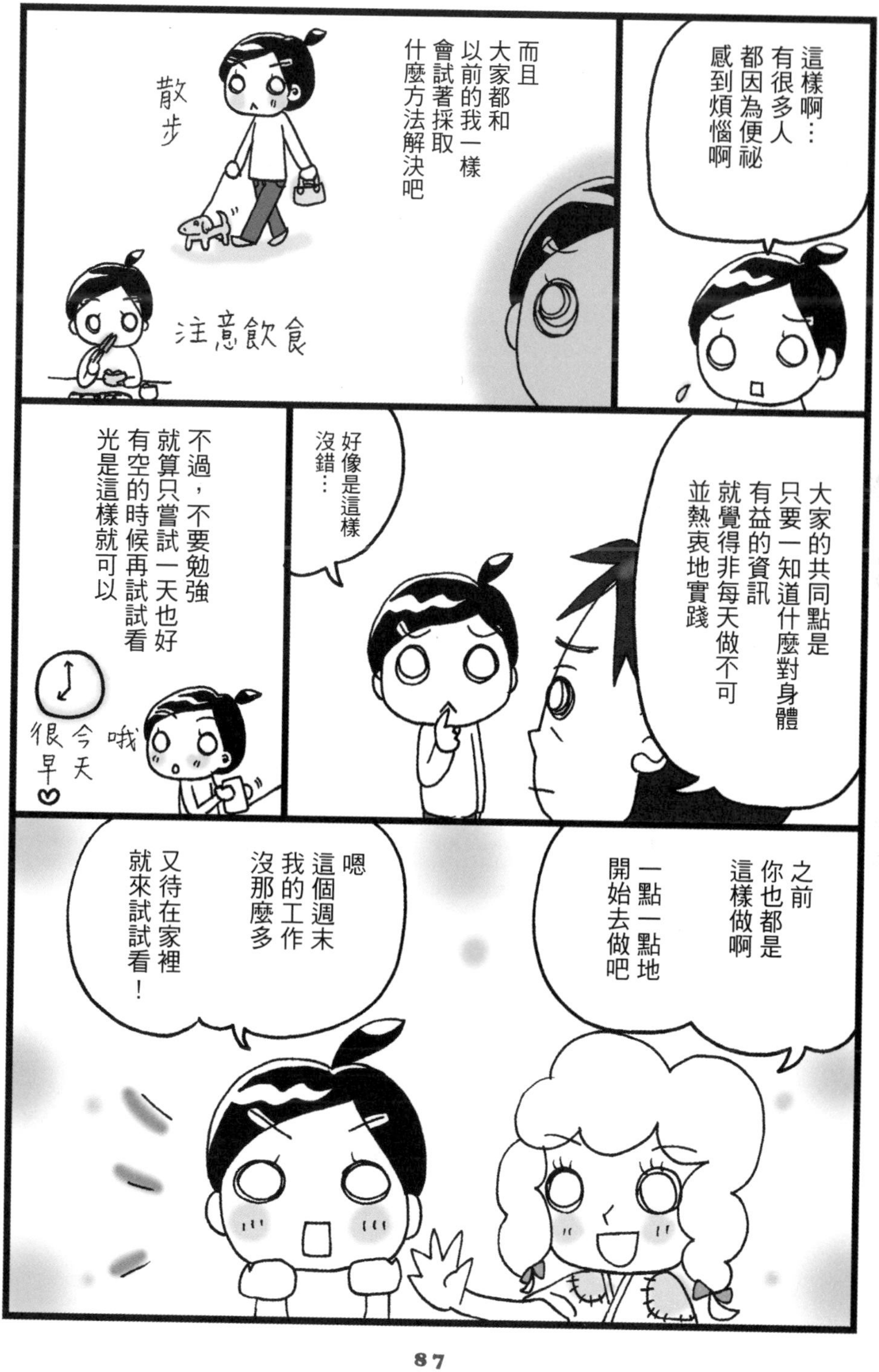
這樣啊…有很多人都因為便祕感到煩惱啊
而且大家都和以前的我一樣會試著採取什麼方法解決吧
散步
注意飲食
大家的共同點是只要一知道什麼對身體有益的資訊就覺得非每天做不可並熱衷地實踐
好像是這樣沒錯…
不過，不要勉強就算只嘗試一天也好有空的時候再試試看光是這樣就可以
哦
今天很早
之前你也都是這樣做啊一點一點地開始去做吧
嗯這個週末我的工作沒那麼多又待在家裡就來試試看！

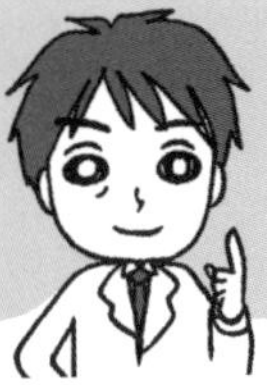

小林教授的便祕

Q&A

10

Q 可以使用免治馬桶來幫助排便嗎？

A 有些人使用免治馬桶比較容易排便，這種方法是利用水沖肛門、給予刺激，以產生便意。不過，如果形成「沒有免治馬桶就無法排便」的依賴狀態，當然也算是便祕的一種。這可說是直腸和肛門的排便感應器較弱、較鈍的狀況，也就是說，即使經過消化的食物來到直腸，它也很難有感覺並產生便意。這是因為平常一直以「在外頭很難排便」或是「太忙了，之後再上大號」等理由忽略便意，或是肛門括約肌較無彈性。如果可能的話，不藉由外力刺激、自己排便是最理想的狀況，但不舒服的話，與其忍耐，不如就借助免治馬桶。同時，可以持續做步驟7介紹的刺激肛門括約肌的訓練，鍛鍊彈性。此外，養成早上悠哉蹲廁所的習慣也很重要。這樣就能慢慢讓自己在沒有免治馬桶下也能排便喔。

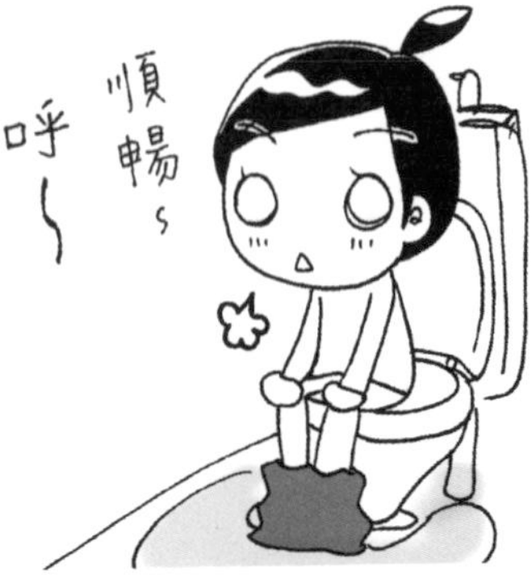

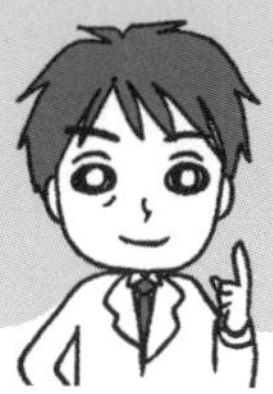

小林教授的便祕 Q&A

11

Q 洗腸是個好方法嗎？

A 所謂洗腸，是從肛門注入藥劑和水，讓身體得以排出宿便，原本是醫師治療便祕的醫療行為，但現在市面上也有賣相關工具以供個人自己使用。

作為整頓腸道環境的第一步，洗腸一次有其效果。它能徹底清潔壞菌占優勢的腸道，讓堆積的宿便清空。重整腸道後，就能打造讓好菌居於優勢的環境。

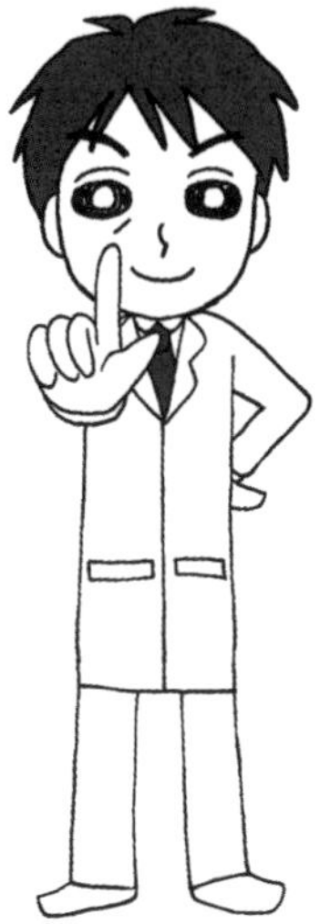

不過，最好避免頻繁洗腸。因為洗腸不只會清空壞菌，也會清空所有好菌，如果重複洗腸，就無法調整腸道環境，不能從根本解決便祕問題。此外，洗腸和瀉藥、浣腸一樣，都有強烈刺激性，會使腸道變得無法自行蠕動。再者，洗腸的壓力等也可能傷害腸內黏膜和腸壁。如果要洗腸，必須要諮詢醫師。

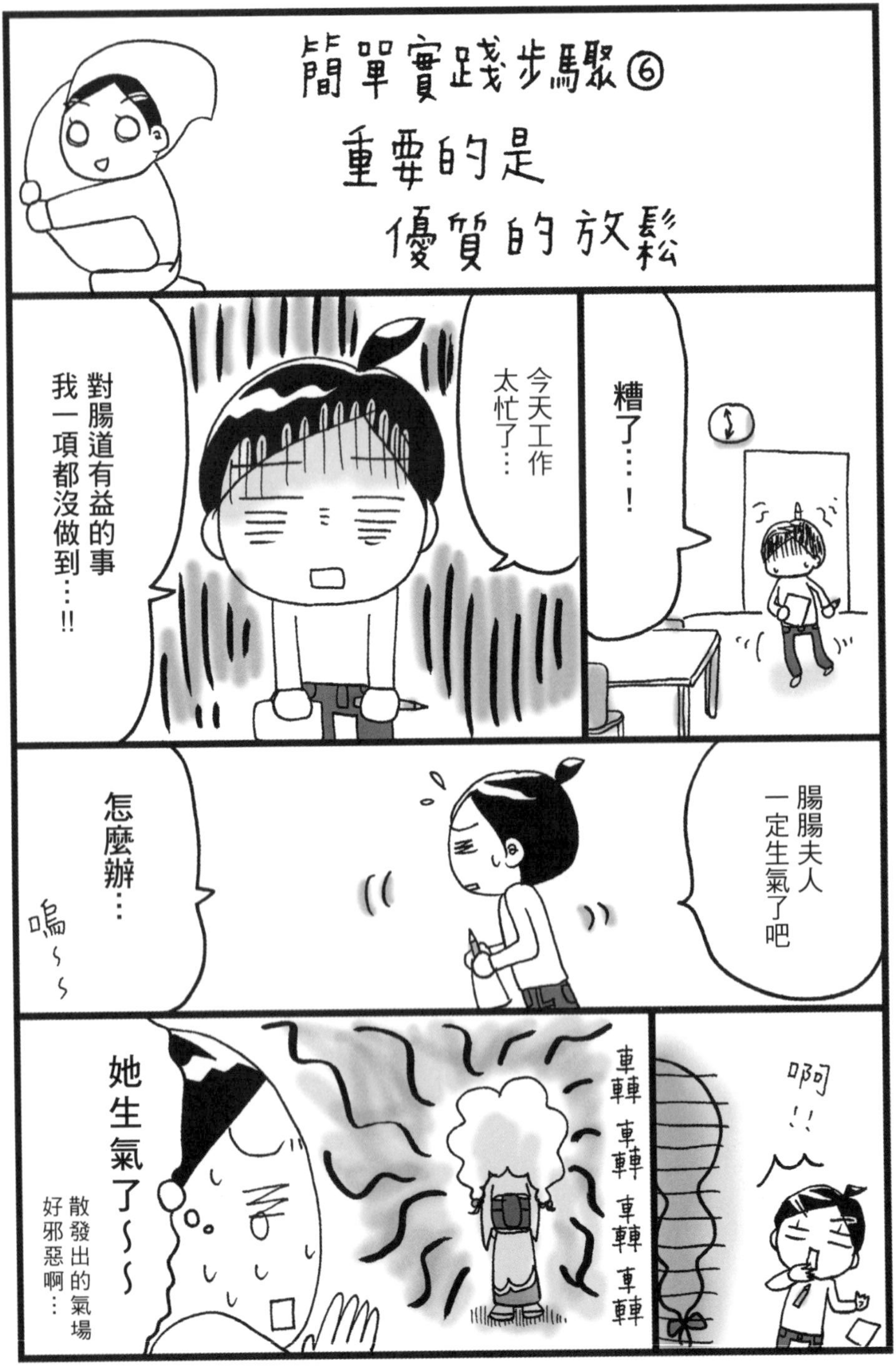
簡單實踐步驟⑥
重要的是
優質的放鬆
糟了⋯⋯！
今天工作太忙了⋯
對腸道有益的事我一項都沒做到⋯⋯!!
腸腸夫人一定生氣了吧
怎麼辦⋯⋯
嗚～～
啊!!
轟轟 轟轟 轟轟 轟轟
她生氣了～～
散發出的氣場好邪惡啊⋯

From：地址：

姓名：

To：大田出版有限公司 （編輯部）收

地址：台北市10445中山區中山北路二段26巷2號2樓
電話：（02）25621383 傳真：（02）25818761
E-mail：titan3@ms22.hinet.net

大田精美小禮物等著你！

只要在回函卡背面留下正確的姓名、E-mail和聯絡地址，
並寄回大田出版社，
你有機會得到大田精美的小禮物！
得獎名單每雙月10日，
將公布於大田出版「編輯病」部落格，
請密切注意！

大田編輯病部落格：http：//titan3.pixnet.net/blog/

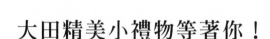

智 慧 與 美 麗 的 許 諾 之 地

讀 者 回 函

你可能是各種年齡、各種職業、各種學校、各種收入的代表，
這些社會身分雖然不重要，但是，我們希望在下一本書中也能找到你。

名字／ ____________ 性別 ／□女 □男　　出生／______年_____月_____日

教育程度／

職業：□ 學生□ 教師□ 內勤職員□ 家庭主婦 □ SOHO 族□ 企業主管
□ 服務業□ 製造業□ 醫藥護理□ 軍警□ 資訊業□ 銷售業務
□ 其他 ______________________________

E-mail/______________________________ 電話／____________________

聯絡地址：

你如何發現這本書的？　　　　　　　　　　書名：

□書店閒逛時_______書店 □不小心在網路書站看到（哪一家網路書店？）_______
□朋友的男朋友(女朋友)灑狗血推薦 □大田電子報或編輯病部落格 □大田FB粉絲專頁
□部落格版主推薦 ______________________________
□其他各種可能 ，是編輯沒想到的 ______________________________

你或許常常愛上新的咖啡廣告、新的偶像明星、新的衣服、新的香水……
但是，你怎麼愛上一本新書的？

□我覺得還滿便宜的啦！ □我被內容感動 □我對本書作者的作品有蒐集癖
□我最喜歡有贈品的書 □老實講「貴出版社」的整體包裝還滿合我意的 □以上皆非
□可能還有其他說法，請告訴我們你的說法

____

你一定有不同凡響的閱讀嗜好，請告訴我們：

□哲學 □心理學 □宗教 □自然生態 □流行趨勢 □醫療保健 □ 財經企管□ 史地□ 傳記
□ 文學□ 散文□ 原住民 □ 小說□ 親子叢書□ 休閒旅遊□ 其他 ______________

你對於紙本書以及電子書一起出版時，你會先選擇購買
□ 紙本書□ 電子書□ 其他______________________________

如果本書出版電子版，你會購買嗎？
□ 會□ 不會□ 其他______________________________

你認為電子書有哪些品項讓你想要購買？
□ 純文學小說□ 輕小說□ 圖文書□ 旅遊資訊□ 心理勵志□ 語言學習□ 美容保養
□ 服裝搭配□ 攝影□ 寵物□ 其他 ______________________________

請說出對本書的其他意見：

大田出版有限公司編輯部 感謝您！

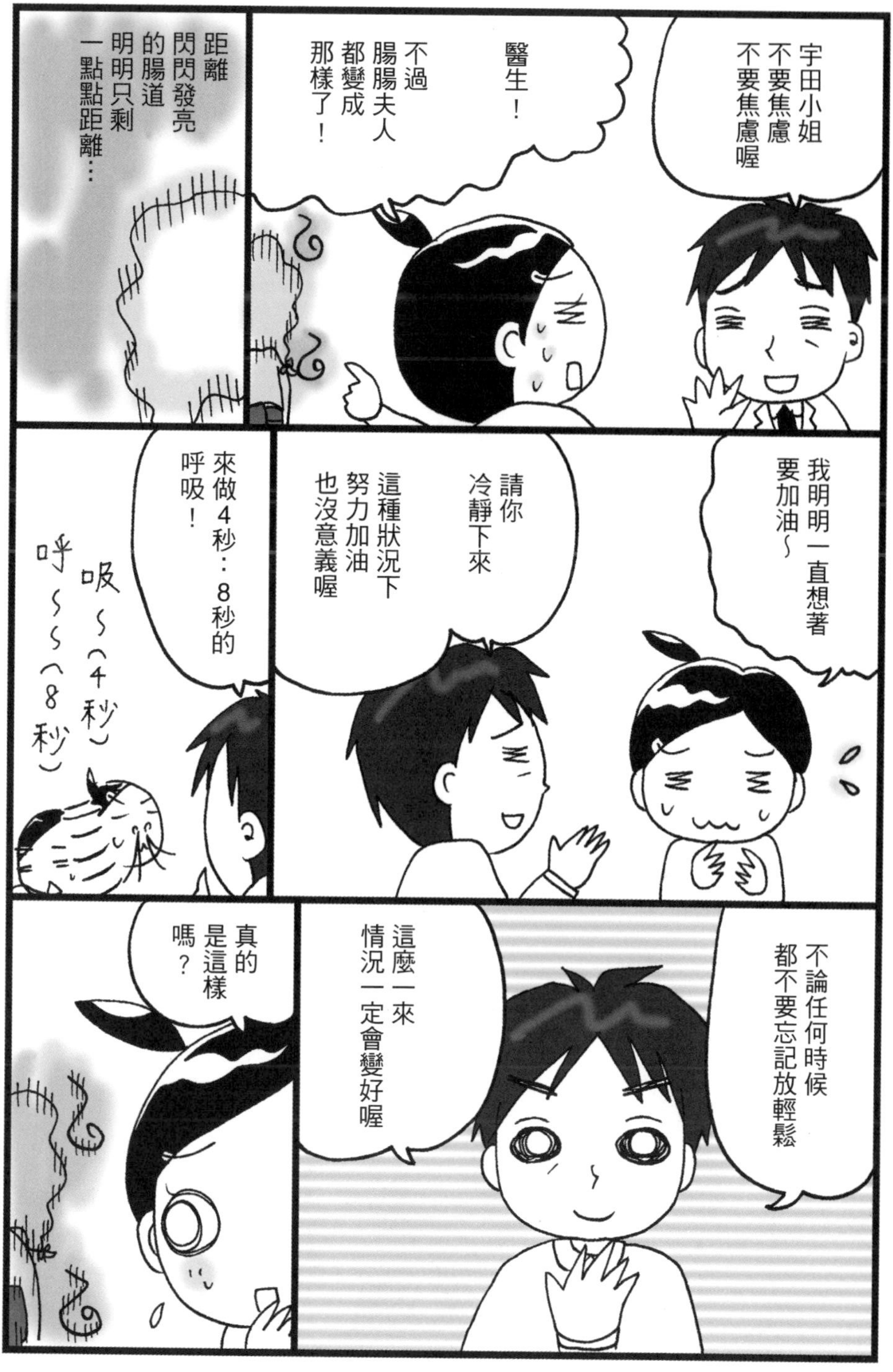
宇田小姐 不要焦慮 不要焦慮喔
醫生！
不過 腸腸夫人 都變成 那樣了！
距離 閃閃發亮 的腸道 明明只剩 一點點距離…
我明明一直想著 要加油～
請你 冷靜下來
這種狀況下 努力加油 也沒意義喔
來做4秒：8秒的 呼吸！
吸～（4秒）
呼～～（8秒）
不論任何時候 都不要忘記放輕鬆
這麼一來 情況一定會變好喔
真的 是這樣 嗎？

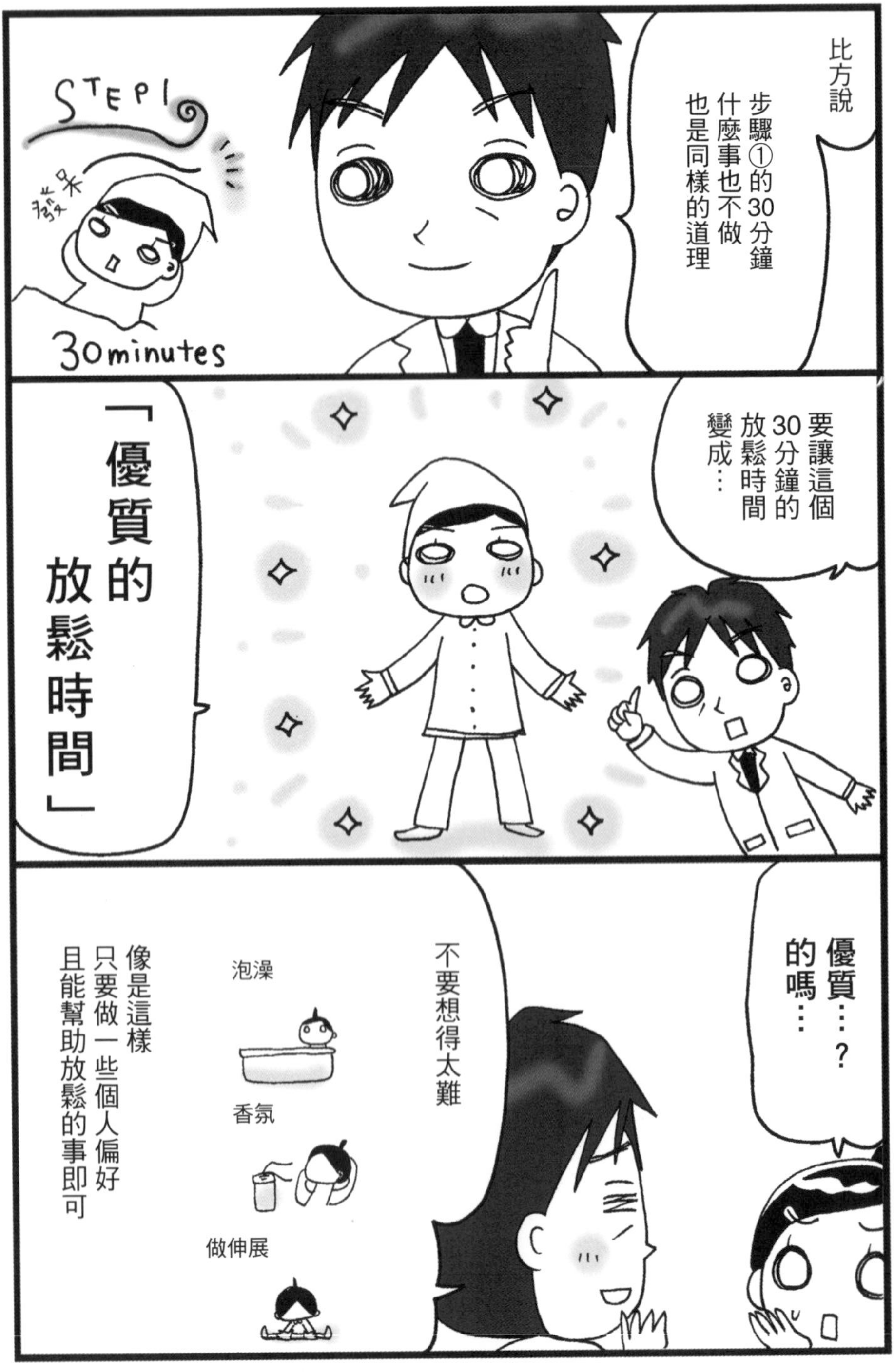
比方說
步驟①的30分鐘什麼事也不做也是同樣的道理
STEP1
發呆
30minutes
要讓這個30分鐘的放鬆時間變成……
「優質的放鬆時間」
優質……？的嗎……
不要想得太難
泡澡
香氛
做伸展
像是這樣只要做一些個人偏好且能幫助放鬆的事即可

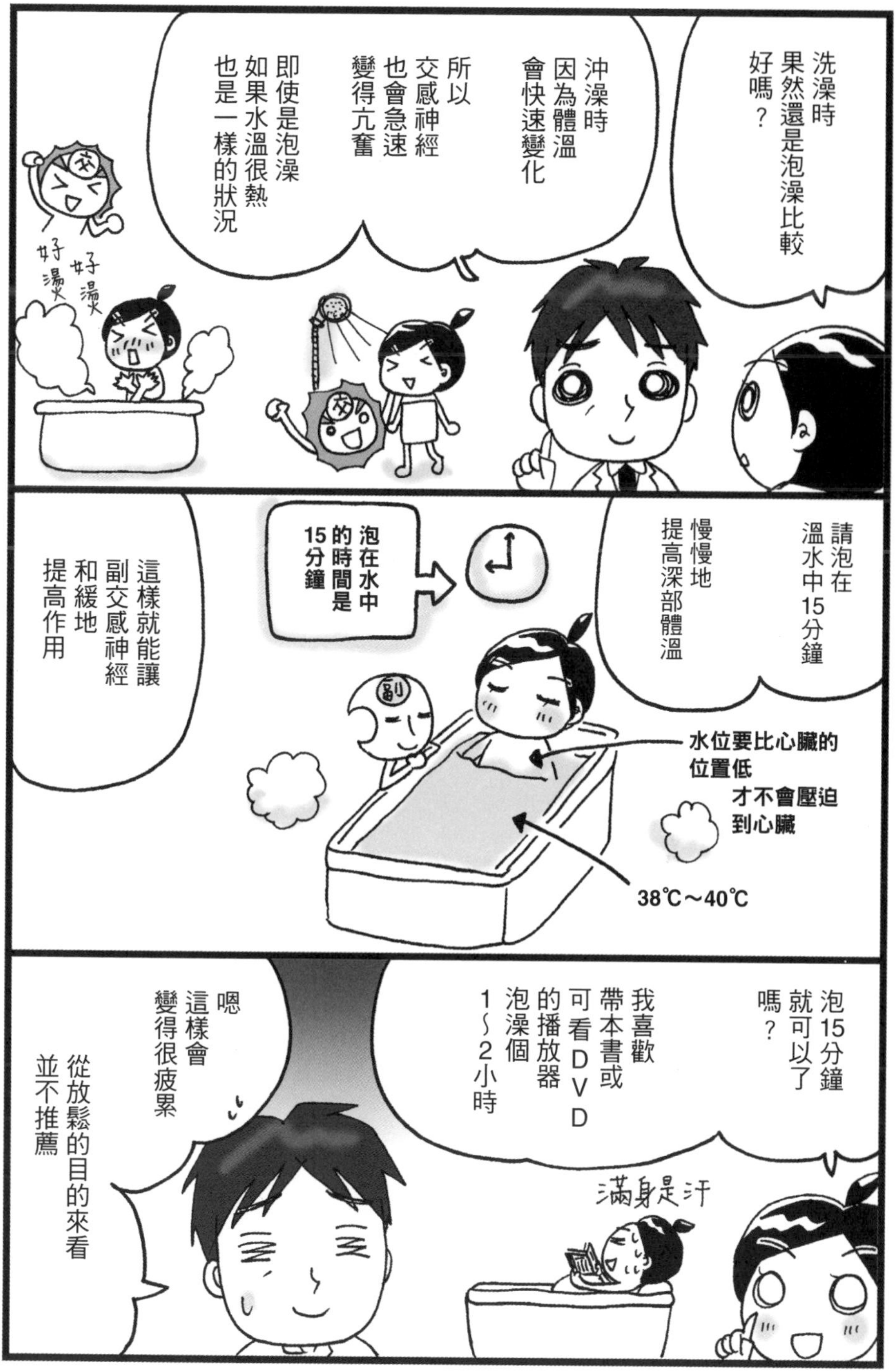
洗澡時果然還是泡澡比較好嗎？
沖澡時因為體溫會快速變化
所以交感神經也會急速變得亢奮
即使是泡澡如果水溫很熱也是一樣的狀況
好燙好燙
請泡在溫水中15分鐘
慢慢地提高深部體溫
泡在水中的時間是15分鐘
水位要比心臟的位置低
才不會壓迫到心臟
38℃～40℃
這樣就能讓副交感神經和緩地提高作用
泡15分鐘就可以了嗎？
我喜歡帶本書或可看DVD的播放器泡澡個1～2小時
滿身是汗
嗯
這樣會變得很疲累
從放鬆的目的來看並不推薦

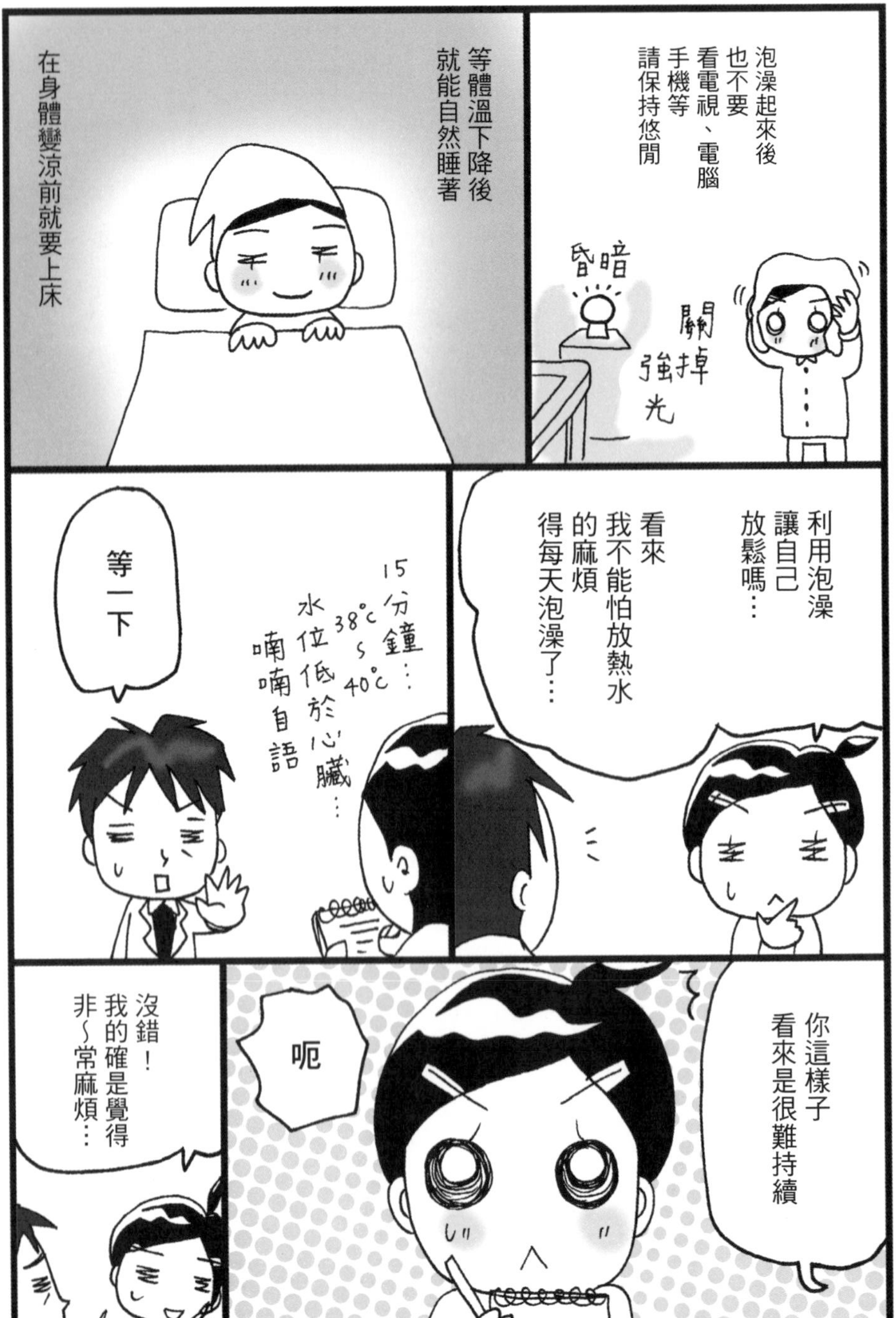
泡澡起來後
也不要
看電視、電腦
手機等
請保持悠閒
昏暗
關掉強光
等體溫下降後
就能自然睡著
在身體變涼前就要上床
利用泡澡讓自己放鬆嗎……
看來
我不能怕放熱水的麻煩
得每天泡澡了……
15分鐘……
38°C～40°C
水位低於心臟……
喃喃自語
等一下
你這樣子看來是很難持續
呃
沒錯！
我的確是覺得
非～常麻煩……

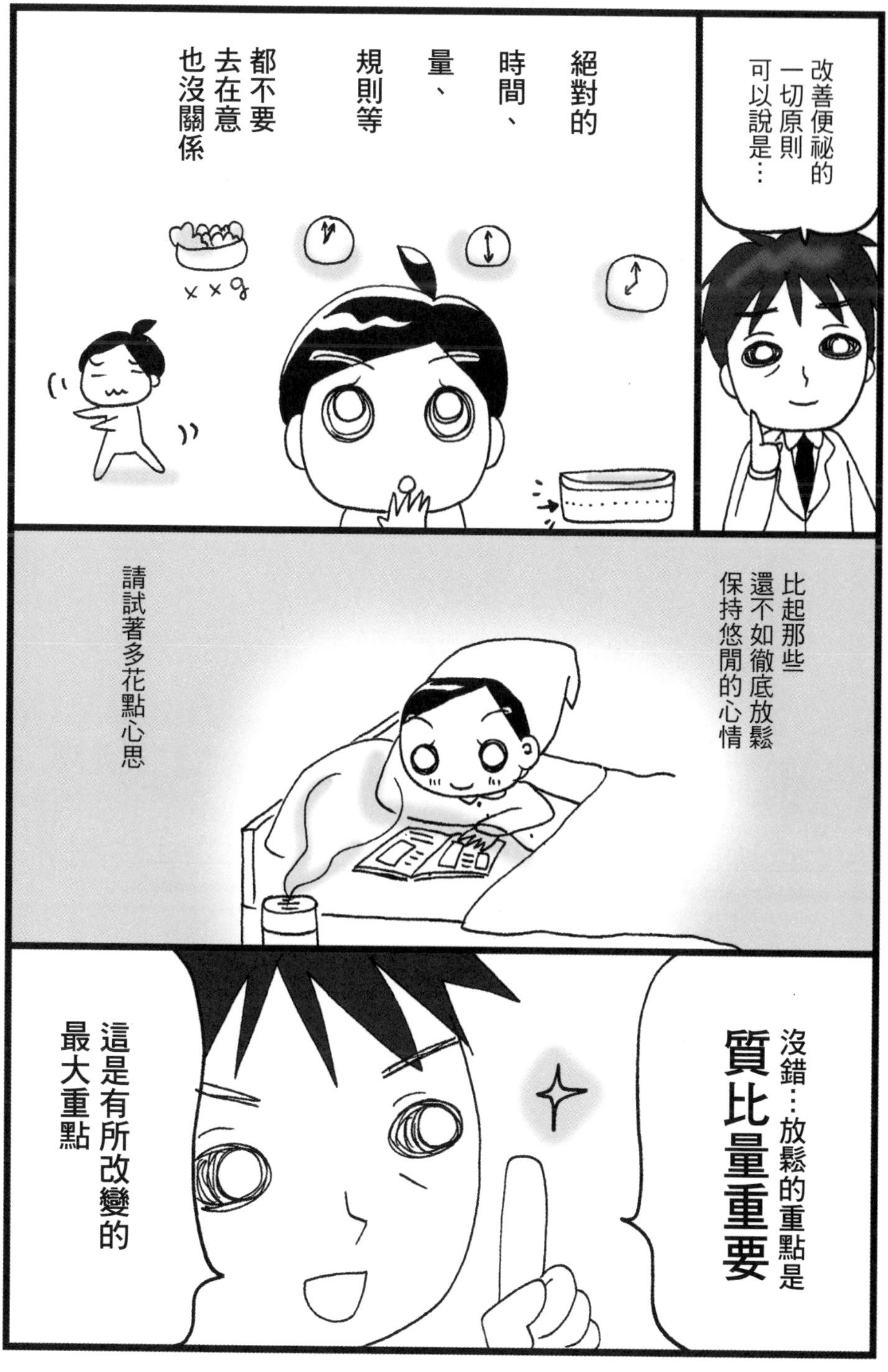
改善便祕的一切原則可以說是…
絕對的時間、量、規則等都不要去在意也沒關係
××g
比起那些還不如徹底放鬆保持悠閒的心情
請試著多花點心思
沒錯…放鬆的重點是質比量重要
這是有所改變的最大重點

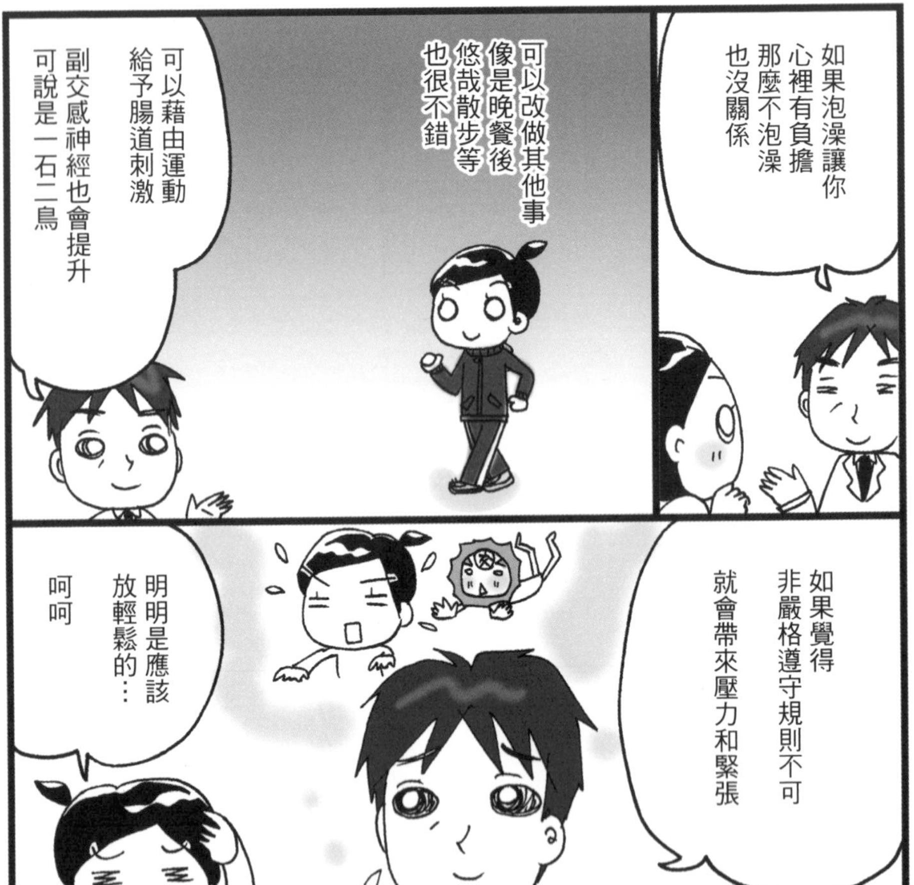
如果泡澡讓你心裡有負擔那麼不泡澡也沒關係
可以改做其他事像是晚餐後悠哉散步等也很不錯
可以藉由運動給予腸道刺激副交感神經也會提升可說是一石二鳥
如果覺得非嚴格遵守規則不可就會帶來壓力和緊張
明明是應該放輕鬆的…呵呵
對…我希望你打從心底感到放鬆
哇！本來以為她在生氣但好像也沒有…
你那種「偽裝的放鬆」我們可是都看穿了…
呼——
我很努力放鬆囉♥
說謊

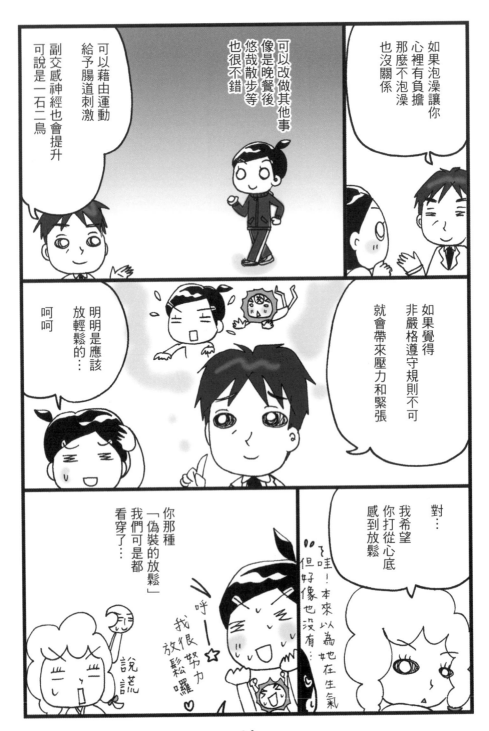

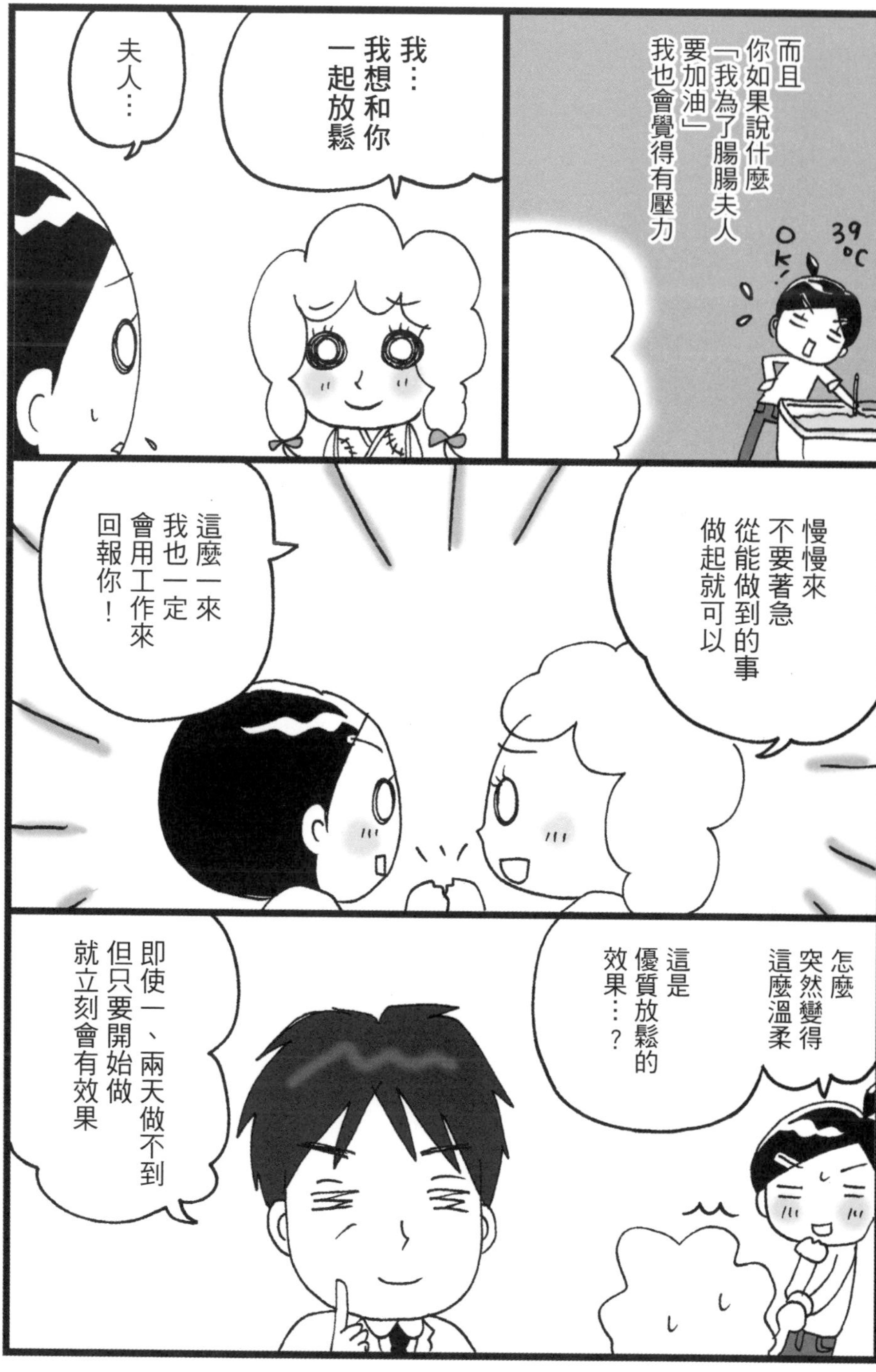
而且
你如果說什麼
「我為了腸腸夫人
要加油」
我也會覺得有壓力
39°C
OK!
我…
我想和你
一起放鬆
夫人…
慢慢來
不要著急
從能做到的事
做起就可以
這麼一來
我也一定
會用工作來
回報你！
怎麼
突然變得
這麼溫柔
這是
優質放鬆的
效果…？
即使一、兩天做不到
但只要開始做
就立刻會有效果

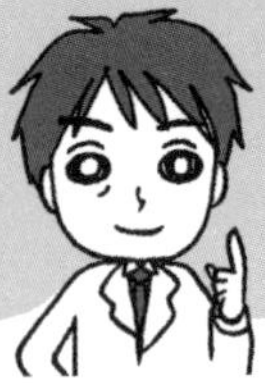

小林教授的便祕
Q&A
12

Q 請告訴我嬰幼兒便祕的相關常識。

A 在醫院，常會有家長詢問有關嬰幼兒便祕的困擾。不過，父母如果過於擔心，精神緊繃，反而會對孩子造成負面影響，所以重要的是，親子首先都要放輕鬆。

開始吃副食品之前的嬰兒如果便祕，可試著輕柔按摩他的肚子。要是還無法排便，就用滴管等朝肛門噴水，給予刺激。至於整頓腸道環境的飲食，大人小孩的原則都一樣，每天要攝取食物纖維、乳酸菌、寡糖等。不過也有例外，正在吃副食品的幼兒如果攝取太多不溶性食物纖維，會有脹氣狀況，所以要注意。

嬰幼兒的便祕，多數會在腸道發育成熟的4歲左右，自然得到改善。如果孩子的肛門功能似乎有異常，請去看專科醫生。此外，親子都不要太過神經質，請試著嘗試飲食、運動等各種方法。

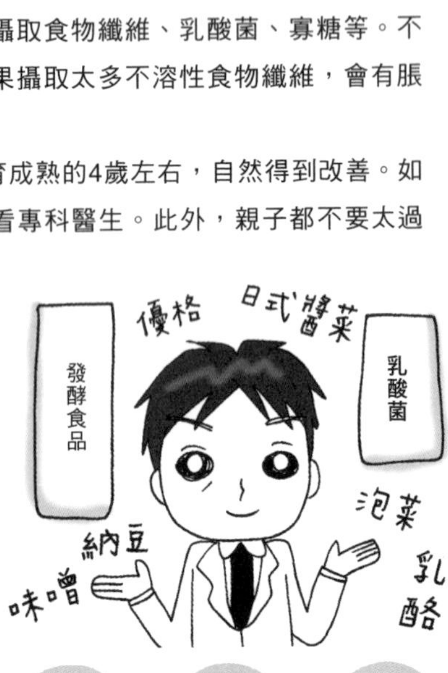

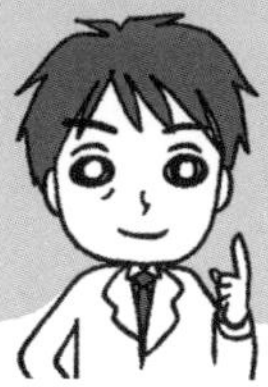

小林教授的便祕 Q&A

13

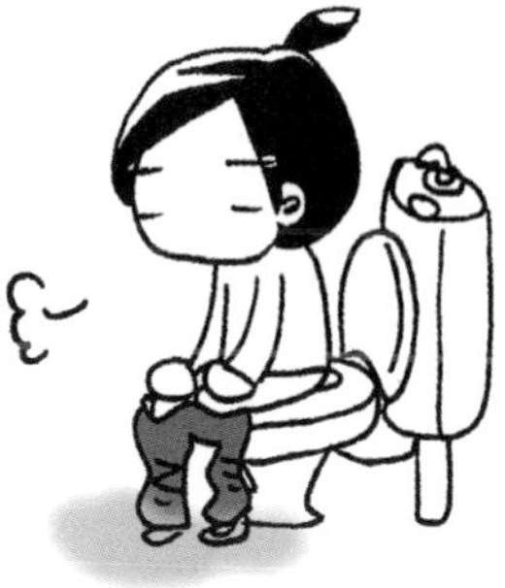

Q 如果有血便，應該怎麼辦？

A 有血便時，因為自己無法判斷情況，所以要馬上去醫院檢查。此外，最好先觀察大便的顏色和量，免得等到看診時才確認，很花時間。

如果血便的血是鮮紅色，有可能是痔瘡，這是因為排便時肛門周圍受傷而導致出血，肛門周圍應該也會感到疼痛。

如果大便本身混著血，變成像焦油一般的黑色，那麼可能不是肛門出血，而是更裡面的消化器官出血。這種情況或許是胃潰瘍、大腸炎、腸道腫瘤，或者是大腸癌。

此外，如果症狀就像P.64介紹的「過敏性腸症候群」一樣，反覆便祕和腹瀉，而腹瀉時有血便，也有大量出血的症狀，就必須懷疑是潰瘍性大腸炎或癌症。

不論如何，只要發現大便裡混著血，就不要忽略，盡早去醫院看診。

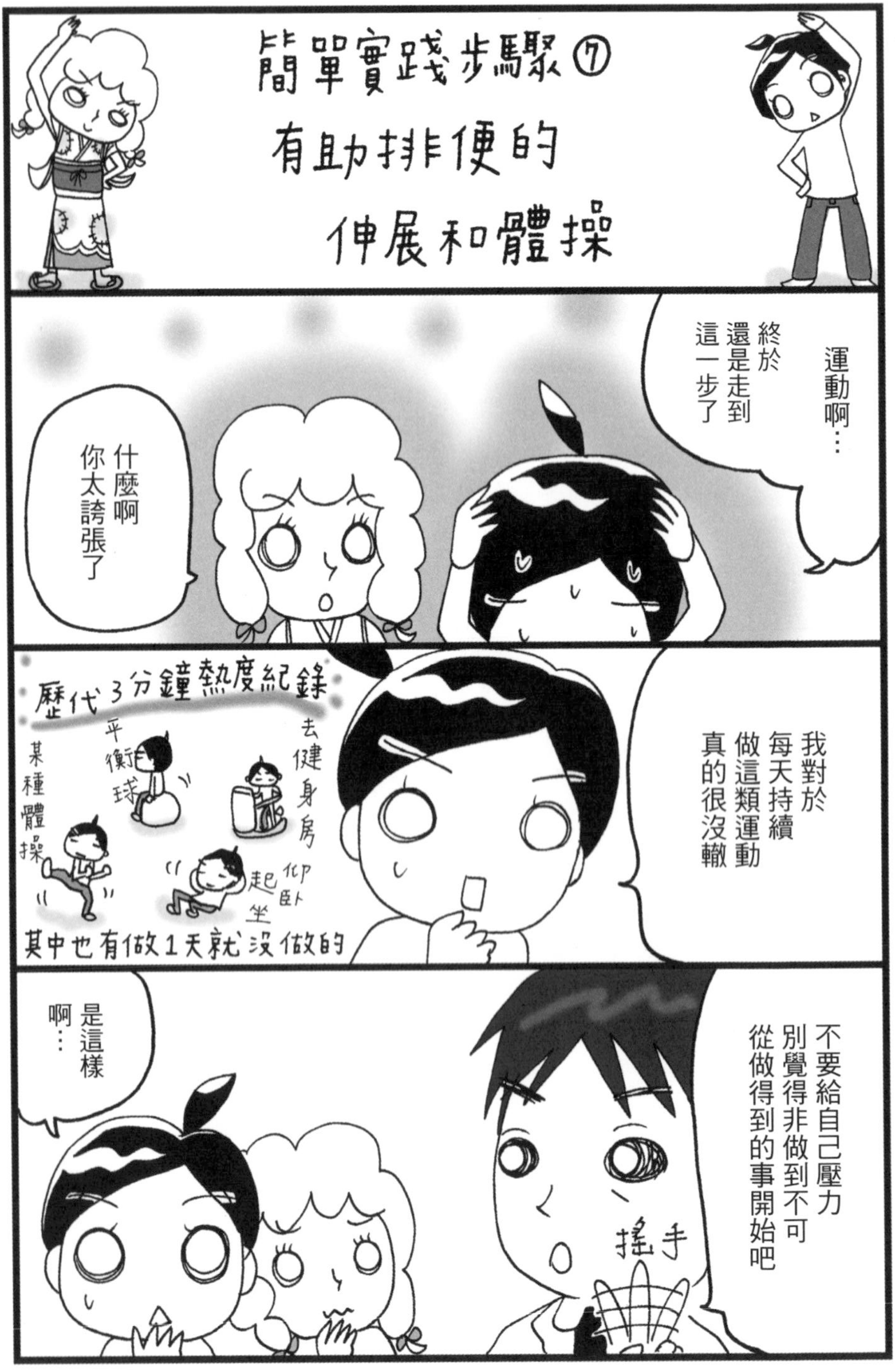
簡單實踐步驟⑦
有助排便的
伸展和體操
運動啊…
終於還是走到這一步了
什麼啊你太誇張了
我對於每天持續做這類運動真的很沒轍
歷代3分鐘熱度紀錄
去健身房
平衡球
某種體操
仰臥起坐
其中也有做1天就沒做的
不要給自己壓力別覺得非做到不可從做得到的事開始吧
搖手
是這樣啊…

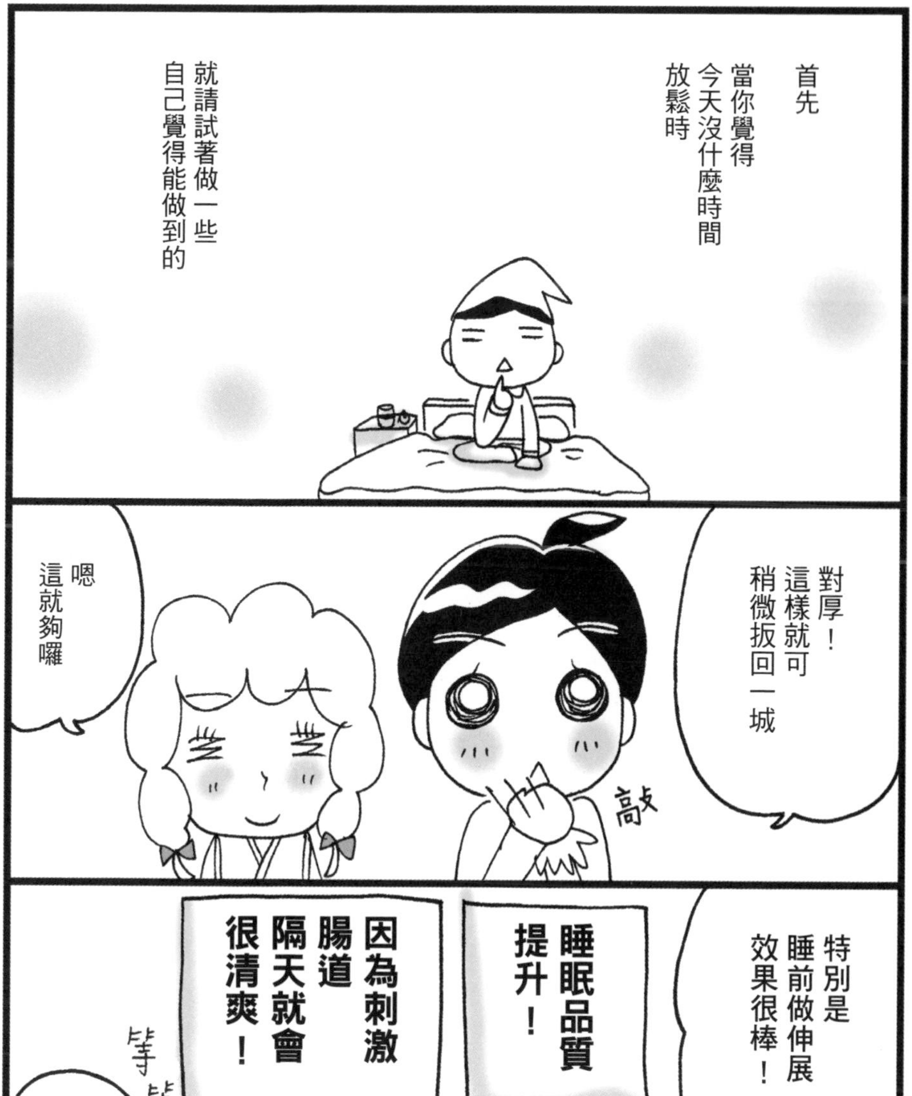
首先
當你覺得今天沒什麼時間放鬆時
就請試著做一些自己覺得能做到的
對厚！這樣就可稍微扳回一城
敲
嗯 這就夠囉
特別是睡前做伸展效果很棒！
睡眠品質提升！
因為刺激腸道隔天就會很清爽！
等等
請一定要試試看喔！

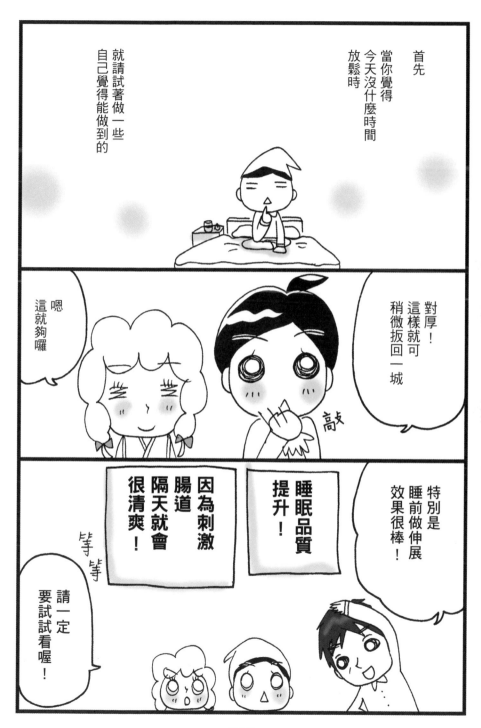

對壓力型便祕有效！
提高副交感神經作用的伸展操

調整自律神經使之平衡後，
腸道運作自然就能變好，也會感覺神清氣爽。
早上起床後，或感覺到壓力時，
不妨試試以下的伸展活動，各做1分鐘。

伸展身體兩側

平常我們不會特別意識到身體兩側，若確實伸展這個部位，能讓全身得到放鬆。伸展側腹部的肌肉，能適度刺激腸道。

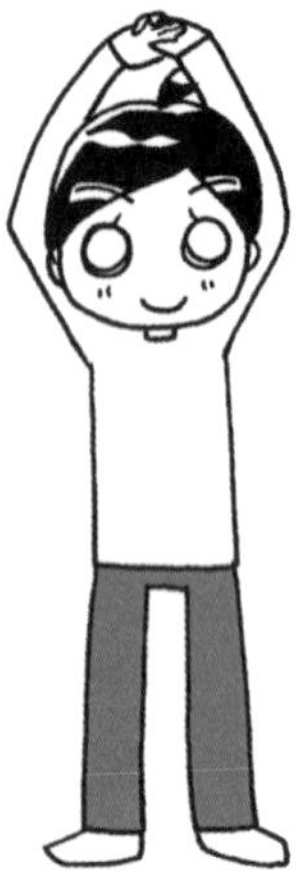

①兩手往上伸直

首先，雙腳打開與肩同寬。一邊吸氣，兩手往上伸直，一手輕輕握住另一手。

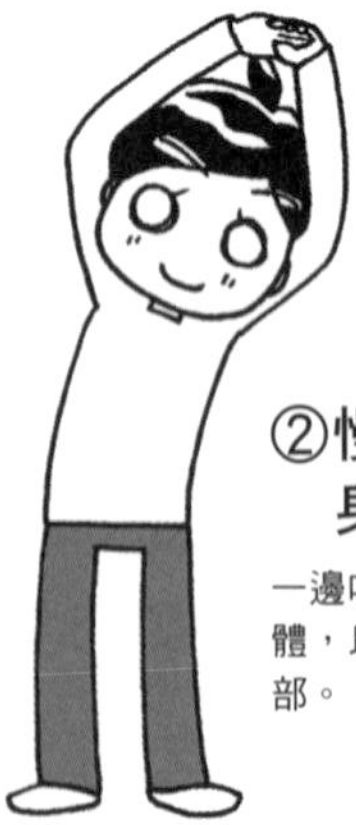

②慢慢伸展身體側部

一邊吐氣，雙手交握、傾斜身體，以伸展手臂、上手臂及腹部。

POINT

讓全身血液循環變好，以提高副交感神經的作用！

一邊持續吐氣，在不感覺疼痛之下，盡量伸展身體兩側。左右兩側每次各做約1分鐘，並持續數次，直到感覺全身舒暢為止。因為這套伸展能調整自律神經，所以很適合作為開始一天的準備體操，也很適合「壓力型」以外的人。

壓力型的人有這些特徵

- 洗澡的方式多半是沖澡
- 睡眠時間大概都少於6小時
- 1天上廁所的次數少於6次（含小便）
- 總覺得肩膀僵硬
- 容易因為挫折而悶悶不樂
- 時常便秘，也容易拉肚子

伸展上半身

手伸直，並往兩側及左右上、下方拉動，藉此徹底伸展上半身肌肉。要訣是拉動手時，要輕輕扭動側腹部。

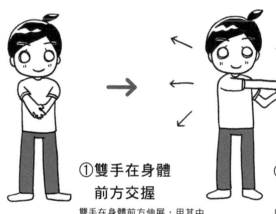

①雙手在身體前方交握

雙手在身體前方伸展，用其中一隻手緊握另一隻手，握住手腕部位也可以。

②確實往兩旁和斜上方、斜下方拉動

用手拉住另一隻手的手腕做伸展，接著左右換手，並往水平方向及斜上方、斜下方等六個方向伸展。

POINT

大大旋轉緊繃的身體，感覺舒暢！

往左右兩旁及斜上方、斜下方伸展。重點是伸展的順序，先往右邊水平方向伸展，然後是左邊水平方向，再來是右上方，然後是左上方。伸展時，刻意讓身體盡量大幅旋轉，更有效果。

鬆弛肩胛骨

在書桌前一直拱著背工作或讀書，血液循環會變差。這個動作的目的，就是要放鬆背部的肩胛骨這個大關節，好讓血液循環恢復正常。

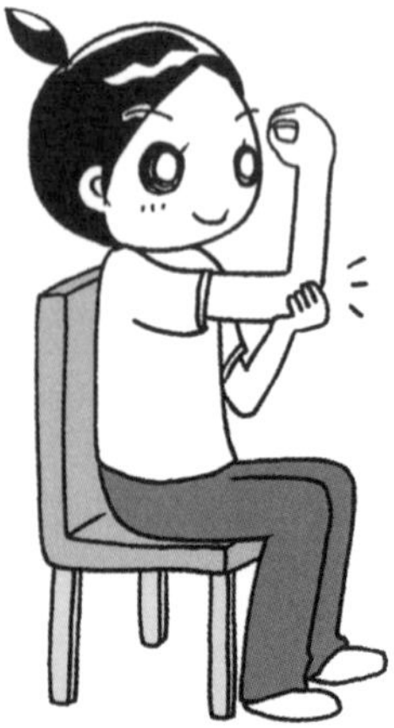

①支撐手肘加以固定

背打直，坐或站。用單手支撐固定另一隻手的手肘，使手臂成直角。

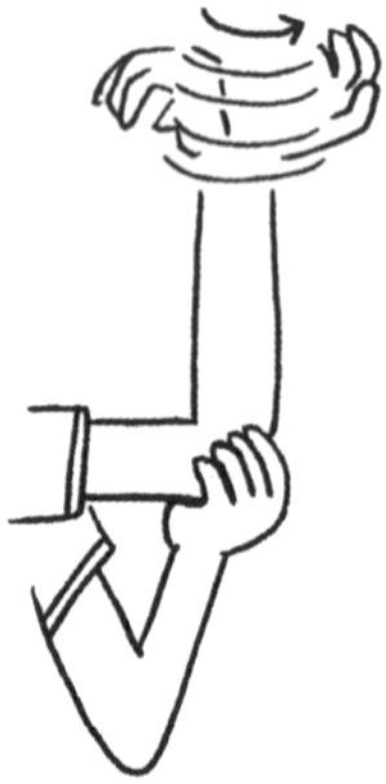

②手縮成圈轉動手腕

手指輕輕內彎互碰，縮成圈狀，並維持這個手勢且轉動手腕。

POINT

藉由活動手指來放鬆肩胛骨

不論怎麼活動肩膀，都只是動到肩膀肌肉，不會動到肩胛骨。要活動肩胛骨，就必須要有活動手指、以傳達至肩胛骨的動作。所以，這個動作是藉由固定手肘和手指、轉動手腕，以活動關節根部的肩胛骨。左右兩邊都要做。

鬆弛股關節

股關節也是日常生活中，很難有機會大動作活動的關節。因為沒有活動，關節變硬，因此造成血液循環不良。請確實地從末端開始鬆弛股關節。

②轉動腳踝關節

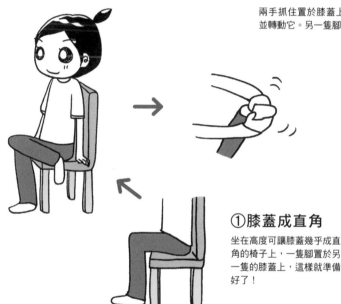

兩手抓住置於膝蓋上的腳踝，並轉動它。另一隻腳也一樣。

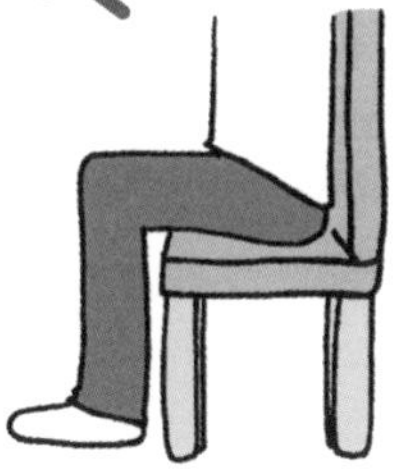

①膝蓋成直角

坐在高度可讓膝蓋幾乎成直角的椅子上，一隻腳置於另一隻的膝蓋上，這樣就準備好了！

POINT

放鬆關節而非肌肉的技巧

有些人或許會覺得，要鬆弛股關節，不是先放鬆股關節周圍的肌肉比較好嗎？不過，和肩胛骨一樣，轉動腳部前端的腳踝、傳達至股關節，比較容易讓它鬆弛。而轉動腳踝也能促進血液循環。

對腸道蠕動緩慢的人有效！
促進腸道蠕動的運動

要促進腸道蠕動，就必須刺激腸道。
在此介紹四種運動，在睡前或是有便意時做，就能促進排便。

轉體運動

轉動身體的動作會刺激腸道，促進腸道蠕動。仰躺，輕輕打開雙腳，一腳膝蓋彎曲，然後倒向身體另一側。

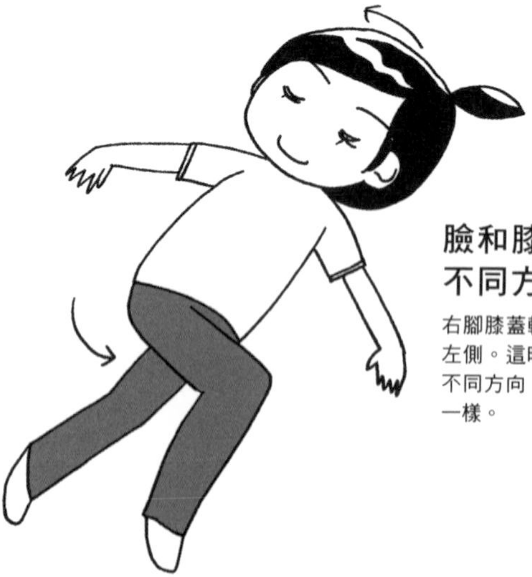

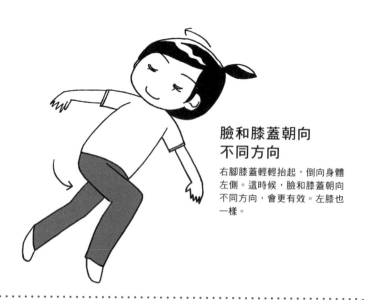

臉和膝蓋朝向不同方向

右腳膝蓋輕輕抬起，倒向身體左側。這時候，臉和膝蓋朝向不同方向，會更有效。左膝也一樣。

POINT

不論站或坐，轉體運動都有效

身體轉動後要維持姿勢大約5秒。此外，雙腳打開、身體前屈，以右手指觸摸左腳趾的前彎運動，也和轉體運動具有同樣效果。或是坐在椅子上，簡單地左右轉動上半身也可以。

腸道蠕動不佳的人有這些特徵

- 大便和放屁異常的臭
- 即使餓，肚子也不太發出聲音
- 排便多是硬的
- 吃薯類就容易脹氣
- 蔬菜和發酵食品的攝取量容易不足
- 不吃早餐

同時做腹式呼吸的腹肌運動

腹肌是形成腹壓以促使腸道蠕動的重要肌肉。持續練習能刺激腸道、鍛鍊腹肌的運動，很有效果。

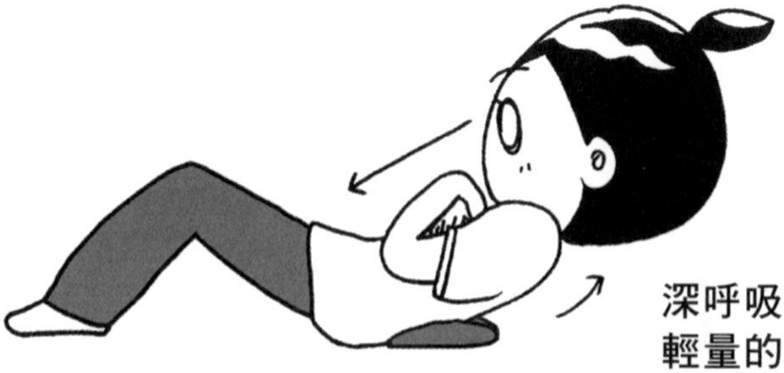

深呼吸和輕量的腹肌運動

仰躺，手在胸前交叉，輕抬膝蓋。一邊吐氣，抬起上半身，吸氣時躺下。

POINT

不要勉強，確實鍛鍊出腹肌

上半身抬高的角度，大約是能看到自己肚臍的程度。在腰部下方墊個抱枕，能減輕背部和腰的負擔。用力時很容易暫停呼吸，要記得抬起上半身時吐氣，放鬆力量時吸氣。請試著以20次為目標。

倒踩自行車

藉由倒立，將腸胃的位置往上提，並活動雙腳以刺激腸道，是很吃力的運動。因此，效果也很好。

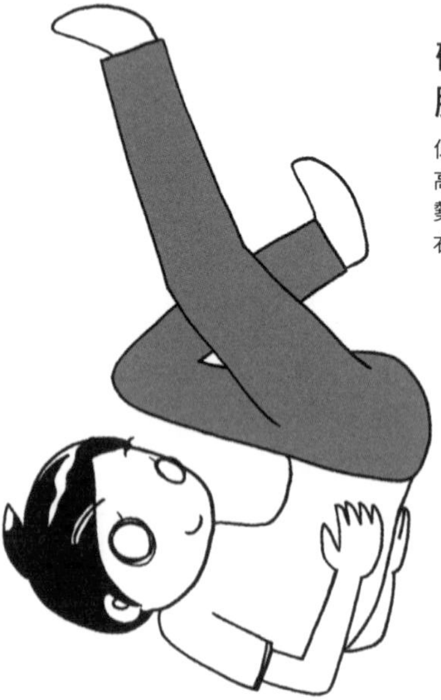

確實支撐住腰部上方～背部

仰躺，雙手托住腰部上方，抬高雙腳，然後以踩腳踏車的姿勢運動雙腳。目標是踩30秒左右。

POINT

這個運動很吃力，不要在睡前做！

這個動作的運動量較大對身體的刺激也較強，會使交感神經亢奮。所以，不建議睡前做，請在交感神經亢奮也沒關係的白天做。胃下垂的人做這個動作也有助於改善。

伸縮腸道

這兩個運動能讓疲勞緊縮的腸道伸展。在做的同時深呼吸，會提高副交感神經，效果更佳。

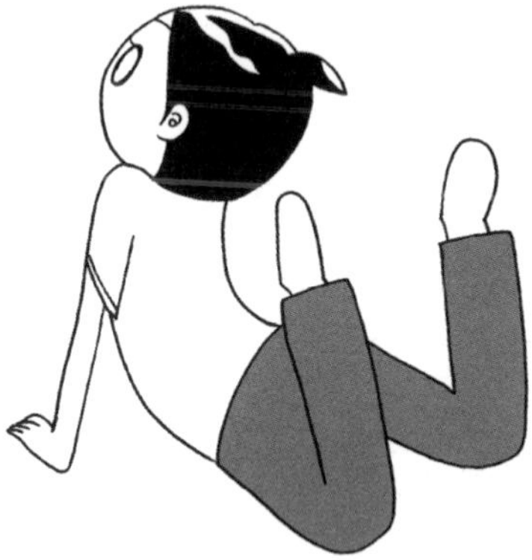

伸展腸道

伏臥，雙手貼地，置於胸口兩側，然後抬起上半身。同時輕輕彎起膝蓋，深呼吸。

蜷縮腸道

胃脹氣時可做這個姿勢。仰躺，抱住雙膝靠近身體。同時，臉靠近膝蓋，使全身縮成圓。

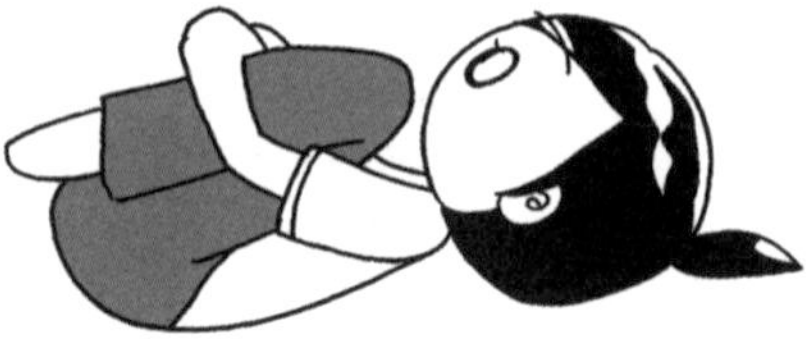

POINT

藉由伸展身體的動作刺激腸道！

將身體縮起來又伸展開的動作，能讓血液循環變好，給予腸道刺激。伸展腸道的姿勢，很適合常縮在桌子前工作和讀書的人，蜷縮腸道的姿勢則適合脹氣的人。當然，兩種都做也很好。做的時候要邊深呼吸，保持姿勢30秒。

對肛門收縮較差的人有效！
鍛鍊肛門外側括約肌的運動

肛門外側的括約肌，無法依我們自己的心意活動，
但是，也不能任由括約肌鬆弛。
利用這個運動，來鍛鍊它的推力吧。

相撲姿勢

這個姿勢就像相撲力士的準備動作一樣，不只能鍛鍊外肛門括約肌，也能鍛鍊腹肌、股關節周圍的肌力。

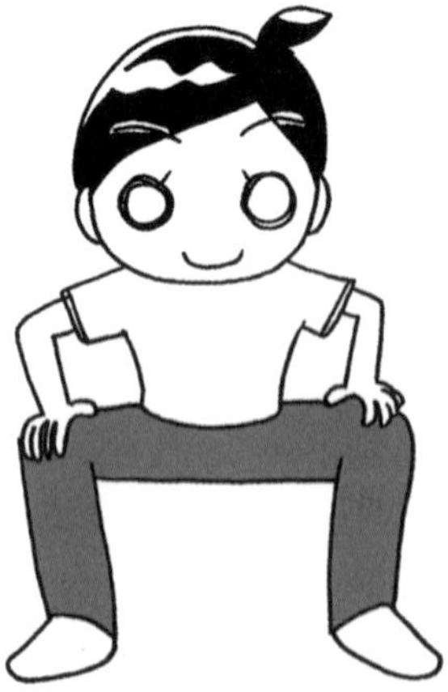

腰部確實下壓

站好，雙腳大開，膝蓋朝外，腰部下壓，伸展股關節。手放在大腿或膝蓋上。

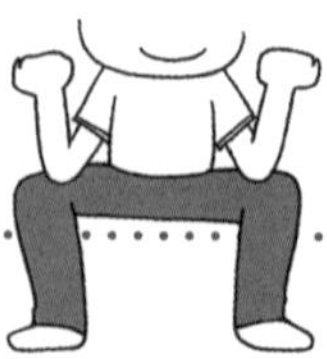

POINT

如果還有餘力，可將手肘置於大腿上

腰部往下壓，就能鍛鍊肛門外側的括約肌。如果還有餘力，試著將手肘彎曲，置於大腿上，確實伸展10～15秒，保持這個姿勢。腳張開的寬度，以腰部不會感到疼痛為限。

肛門收縮較差的人有這些特徵

- 排便時，常覺得肛門疼痛
- 排便量一週低於兩次
- 有痔瘡
- 仰臥起坐無法做10次以上
- 外出時會忍著不排便
- 排便後還是覺得好像沒排

青蛙扭

和相撲的姿勢很像，不過這個動作要利用到椅背。因為多了椅子的支撐，所以能蹲得更低，並左右扭動。

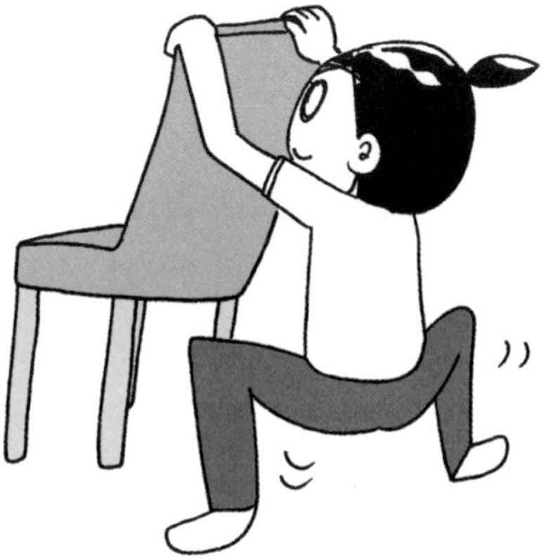

利用椅子盡量往下蹲

腳張開站著，抓住椅背往下蹲。腰部往下，完全蹲下來也可以。

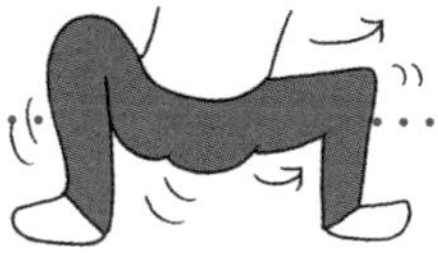

POINT

左右擺動臀部

往下蹲後，左右擺動臀部，再加上扭動，能刺激肛門周圍，鍛鍊肛門外側的括約肌。不要光只是蹲下，而是刻意動一動臀部，並試著以夾緊肛門的感覺活動臀部。

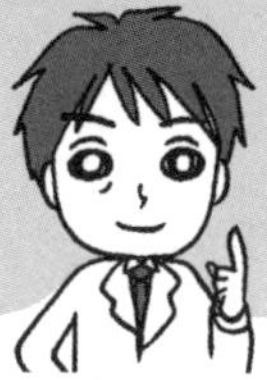

小林教授的便祕

Q&A

14

Q 便祕持續多久才需要去看醫生？

A 「只是便祕，需要去看醫生嗎？」很多人似乎有這樣的煩惱。確實如此，要改善便祕，比起接受治療，自己調整生活習慣才是根本。不過，長期便祕會對日常生活造成嚴重影響。食物長期滯留腸道中，會異常發酵（腐敗），使得壞菌一口氣攻占腸道，讓狀況變得很糟。如果腸道內繼續腐敗，放的屁會變得很臭，接著就出現強烈口臭和體臭。所以，便祕如果持續一週以上，就要去醫院。

此外，即使有排便，卻有種還沒排完的強烈感覺，就可能是長了「直腸瘤」。這種病是直腸內長出口袋，糞便就積在這個口袋裡，如果因為想排便而使力，反倒會讓狀況惡化。如果擔心這種排便排不乾淨的感覺，不妨去醫院諮詢。

另外，排便時感到疼痛或覺得不太對勁，最好也去醫院看診。

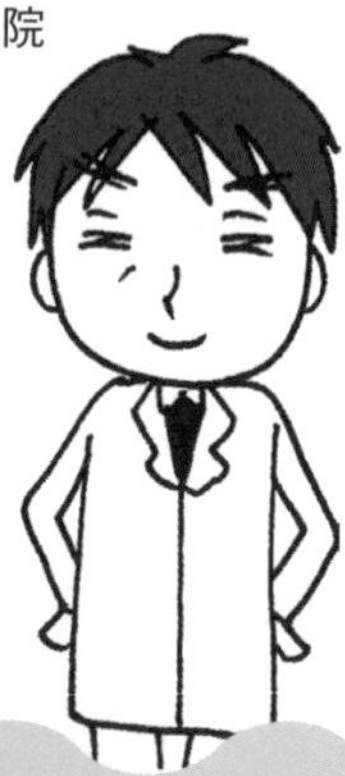

天天大魚大肉，排便當然不順暢。腸道累積大量的宿便和毒素，久了便發爛腐臭，所以，從今天起，跟著腸腸夫人整頓腸道，找回舒暢無負擔的美好人生。下列為台灣知名的腸道醫療科，提供給讀者參考。

國泰綜合醫院胃腸肝膽科

地址：台北市仁愛路四段280號

掛號專線：02-2708-2121

看診時間：

上午診11：30

下午診16：00

夜診20：30

林口長庚紀念醫院
大腸直腸肛門外科

地址：桃園縣龜山鄉復興街5號

掛號專線：03-328-1200

看診時間：

上午診8:30-11:30

下午診13:30-16:30

夜診17:30-20:00

尹書田醫療財團法人
書田泌尿科眼科診所

地址：台北市大安區建國南路二段276號

掛號專線：02-2369-0211

看診時間：週一至周四

08:30-12:00，14:00-17:30，18:00-21:00

週五

08:30-12:00，14:00-17:30

週六

08:30-12:00

三軍總醫院大腸直腸外科

地址：（內湖院區）台北市內湖區成功路二段325號

（汀州院區）台北市汀州路三段40號

掛號專線：02-8792-7222

看診時間：

上午診8:00-11:00

下午診14:00-17:00

夜診18:00-21:00

振興醫院胃腸肝膽科

地址：台北市北投區振興街45號

掛號專線：02-2826-4400

看診時間：

上午診 08:30-12:00

下午診13:30-16:30

夜診18:00-20:30

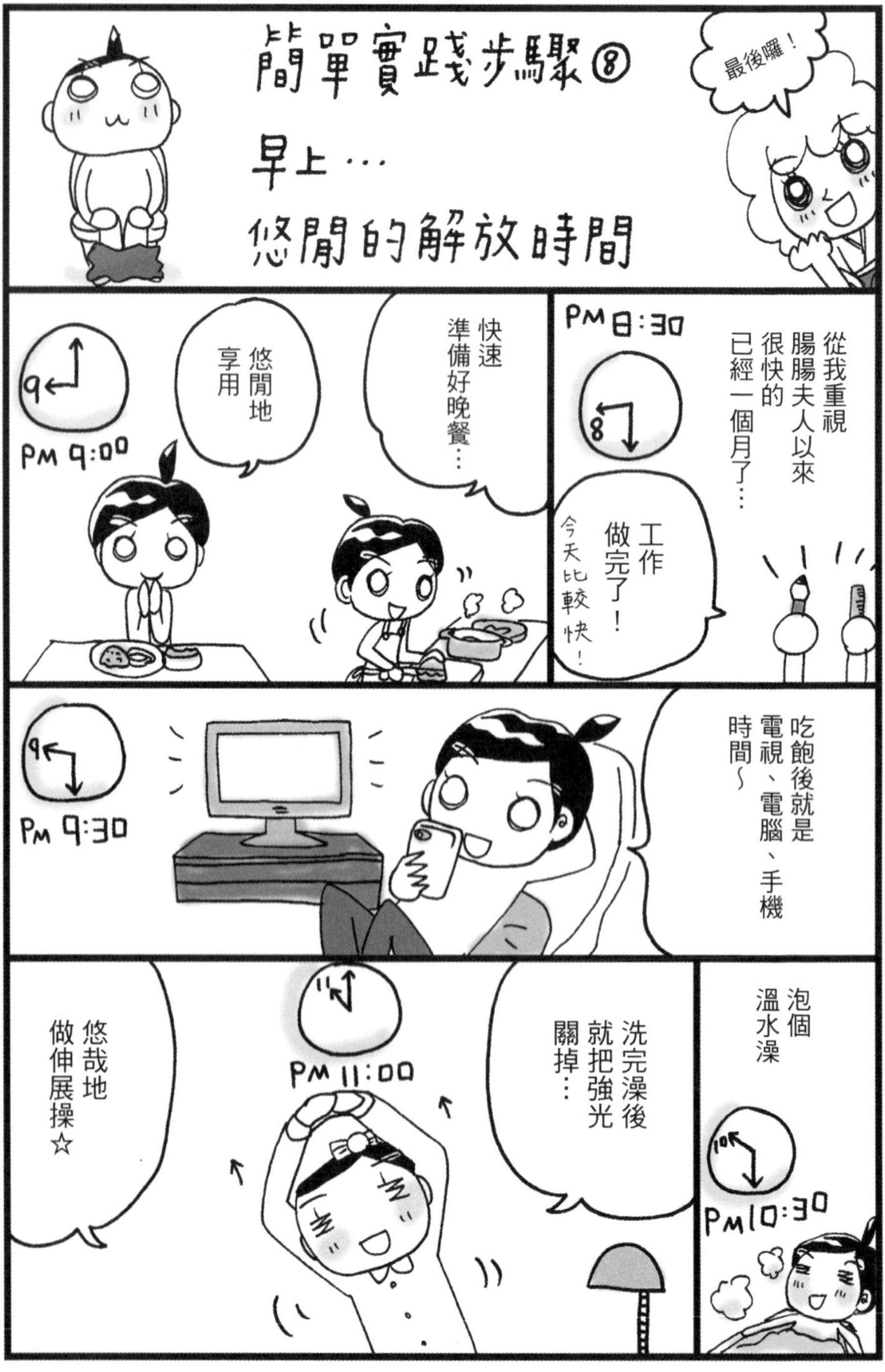
簡單實踐步驟⑧
最後囉！
早上…
悠閒的解放時間
PM 8:30
從我重視腸腸夫人以來很快的已經一個月了…
工作做完了！
今天比較快！
快速準備好晚餐…
悠閒地享用
PM 9:00
吃飽後就是電視、電腦、手機時間～
PM 9:30
泡個溫水澡
PM 10:30
洗完澡後就把強光關掉…
PM 11:00
悠哉地做伸展操☆

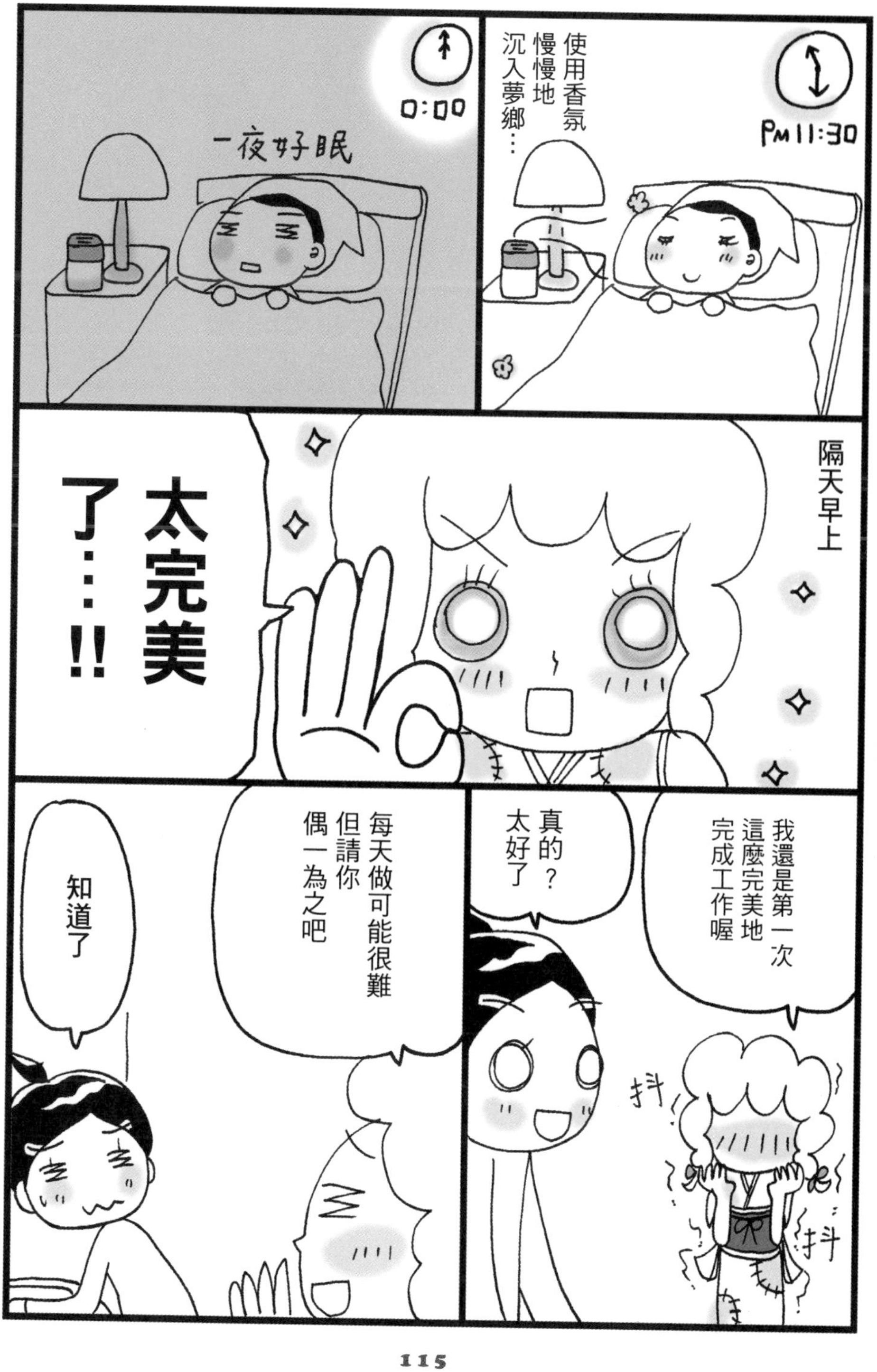
PM 11:30
使用香氛
慢慢地
沉入夢鄉…
0:00
一夜好眠
隔天早上
太完美
了…!!
我還是第一次
這麼完美地
完成工作喔
抖
抖
真的？
太好了
每天做可能很難
但請你
偶一為之吧
知道了

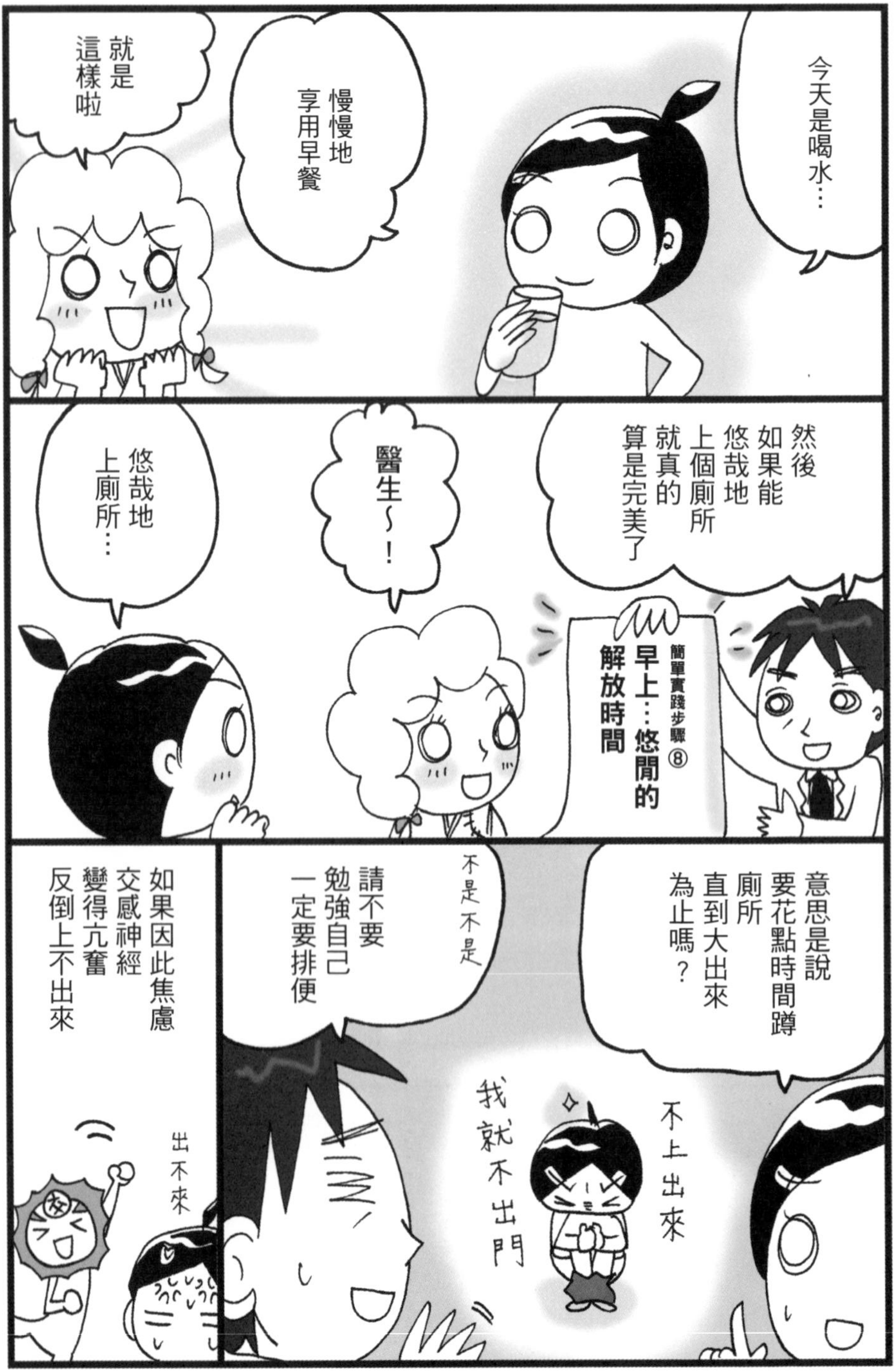
今天是喝水…
慢慢地享用早餐
就是這樣啦
然後如果能悠哉地上個廁所就真的算是完美了
簡單實踐步驟⑧
早上…悠閒的解放時間
醫生~!
悠哉地上廁所…
意思是說要花點時間蹲廁所直到大出來為止嗎？
不上出來
我就不出門
不是不是
請不要勉強自己一定要排便
如果因此焦慮交感神經變得亢奮反倒上不出來
出不來

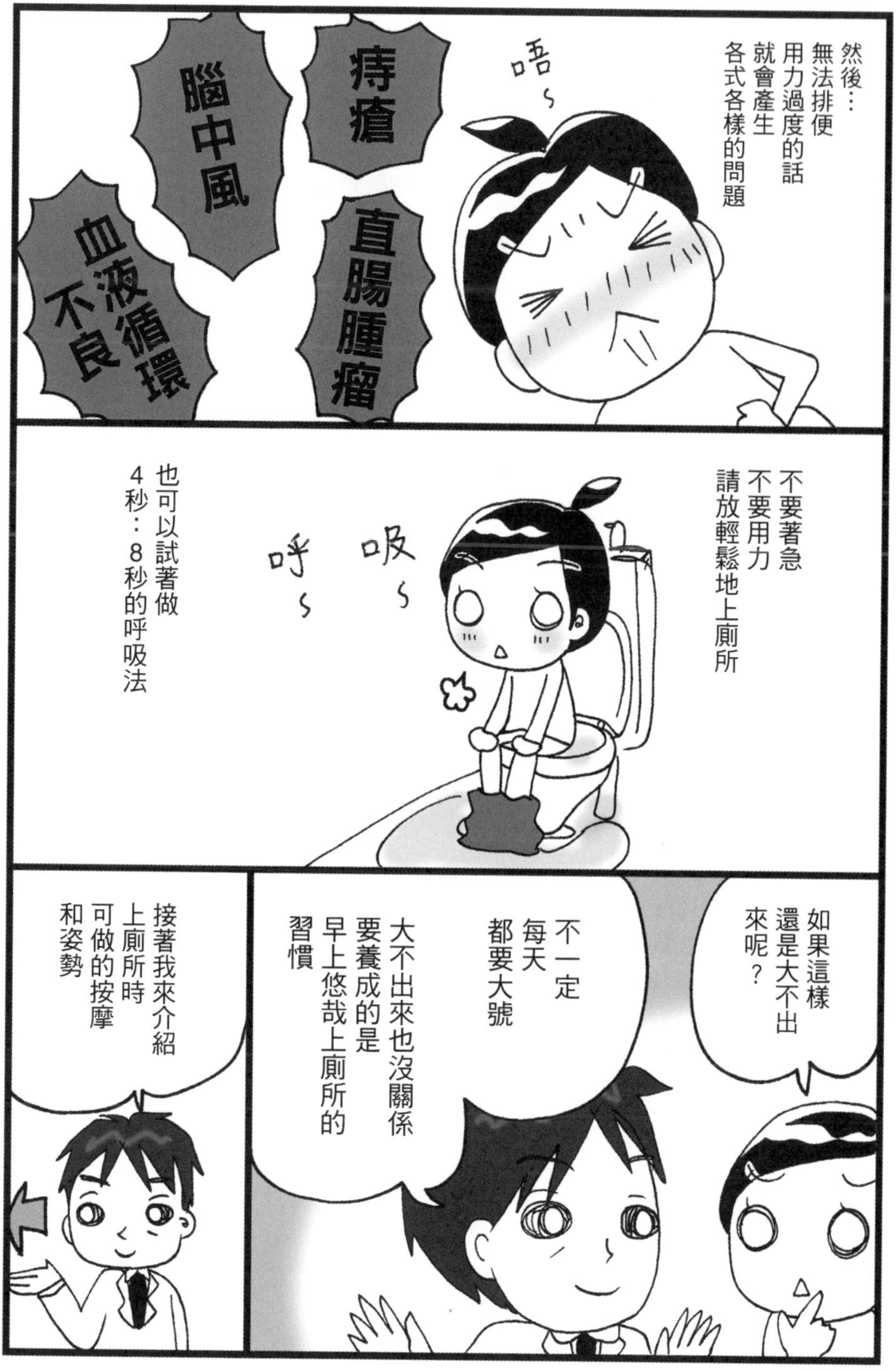
然後…
無法排便
用力過度的話
就會產生
各式各樣的問題
唔～
痔瘡
腦中風
直腸腫瘤
血液循環不良
不要著急
不要用力
請放輕鬆地上廁所
吸～
呼～
也可以試著做
4秒：8秒的呼吸法
如果這樣
還是大不出
來呢？
不一定
每天
都要大號
大不出來也沒關係
要養成的是
早上悠哉上廁所的
習慣
接著我來介紹
上廁所時
可做的按摩
和姿勢

能在廁所做的按摩和姿勢

每天早上都蹲廁所，但就是上不出來！
不過若因此感到焦慮，交感神經變得亢奮，
更無法順利排便。
這種時候，可試試本篇介紹的按摩和姿勢。
要是試了還是沒用，也沒關係，總之就是不能焦慮。

大腸「轉角」的按摩

當覺得拉不出來時，可藉助按摩。確實刺激容易堆積糞便的點，讓腸道動起來。但是，按摩時如果覺得不大對勁或疼痛，就不要勉強，要去看醫生。

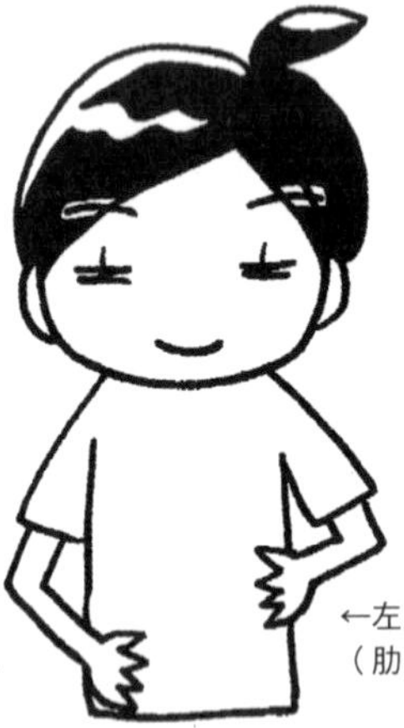

按摩腸道的點有兩個位置。將五指併攏，貼於右下側腹及左邊肋骨下方，緩緩往下壓。

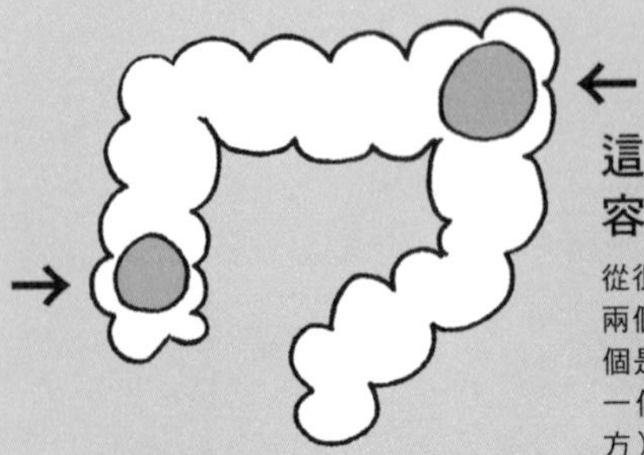

這兩個位置容易堆積糞便

從很多病患的症狀中，歸納出這兩個「容易堆積糞便的點」。一個是升結腸下部（右下側腹），一個是橫結腸末端（左肋骨下方）一帶。

日文「の」字按摩

沿著腸道形狀，描繪出日文字「の」的按摩。想排便時，如果覺得還差那麼一點，這個按摩就能助你一臂之力。如果有時間好好蹲廁所，心情上也很悠閒，效果更佳。

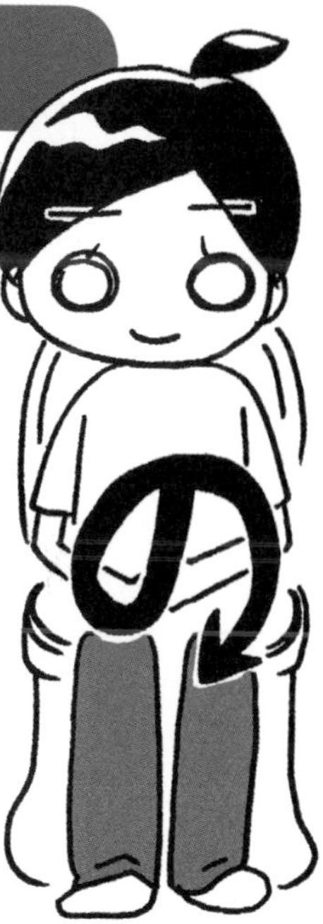

POINT 1

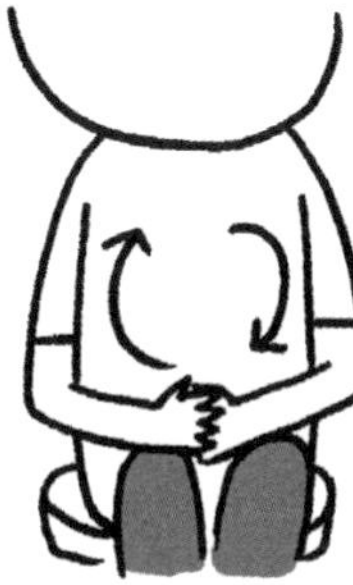

一定要以順時針方向按摩

要以順時針方向描繪出「の」字。如果是逆時針方向，不但無助於腸道蠕動，還會將腸道內的糞便推往反方向。

POINT 2

右下側腹→肋骨下方→左下側腹

按摩的順序，是從「右下側腹」開始，然後沿著「肋骨」下方的邊緣，以「左下側腹」為終點。

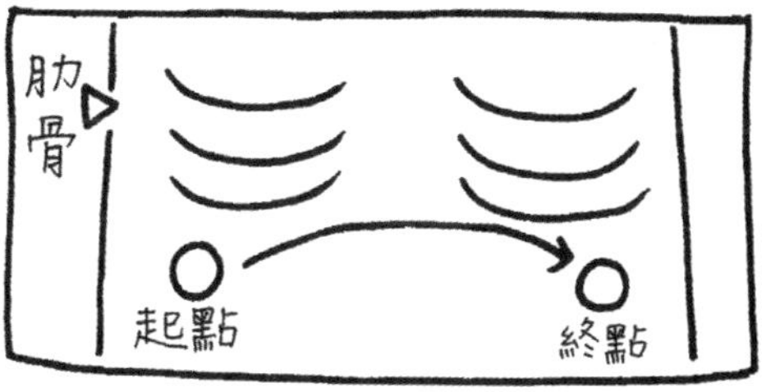

「沉思者」姿勢

因為「沉思者」雕像而有名的這個姿勢，其實也是最適合排便的姿勢。上半身往前傾，然後轉向一邊，可以刺激腸道和肛門括約肌，推出宿便。

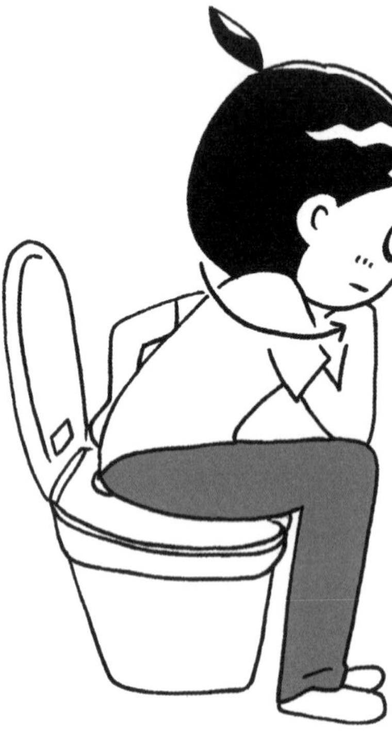

←右手肘置於左膝上

上半身往前傾，坐在馬桶上，一手的手肘置於另一邊腳的膝蓋上，身體微轉。扭轉身體，能刺激直腸周圍的肌肉，請感覺像是要「擰乾抹布、擠出水分」般地轉動。

上半身前屈、微轉

POINT 1

上半身朝左或右轉

因為不是運動，所以沒有「哪個方向要轉多少次」的原則。請一邊感受自己肚子膨脹的情況，以及腸道和肛門的情形，看左右哪邊比較容易轉，就試著轉哪一邊。

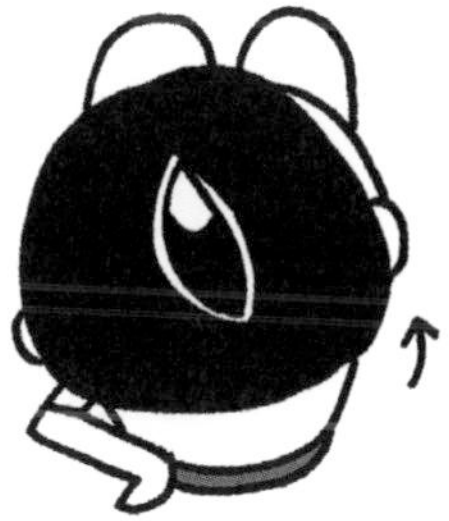

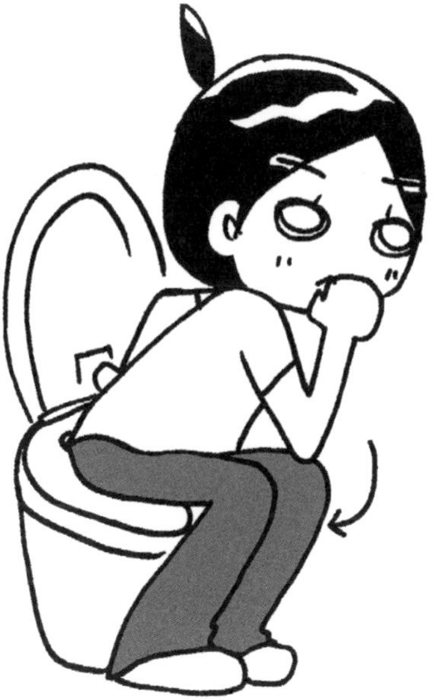

POINT 2

試著轉各種姿勢

做這個姿勢的目的，是要刺激直腸周圍的肌肉，即肛門括約肌，好讓糞便從直腸下來。為了給予肛門周圍刺激，請試著改變上半身前傾的角度，多試幾種姿勢。

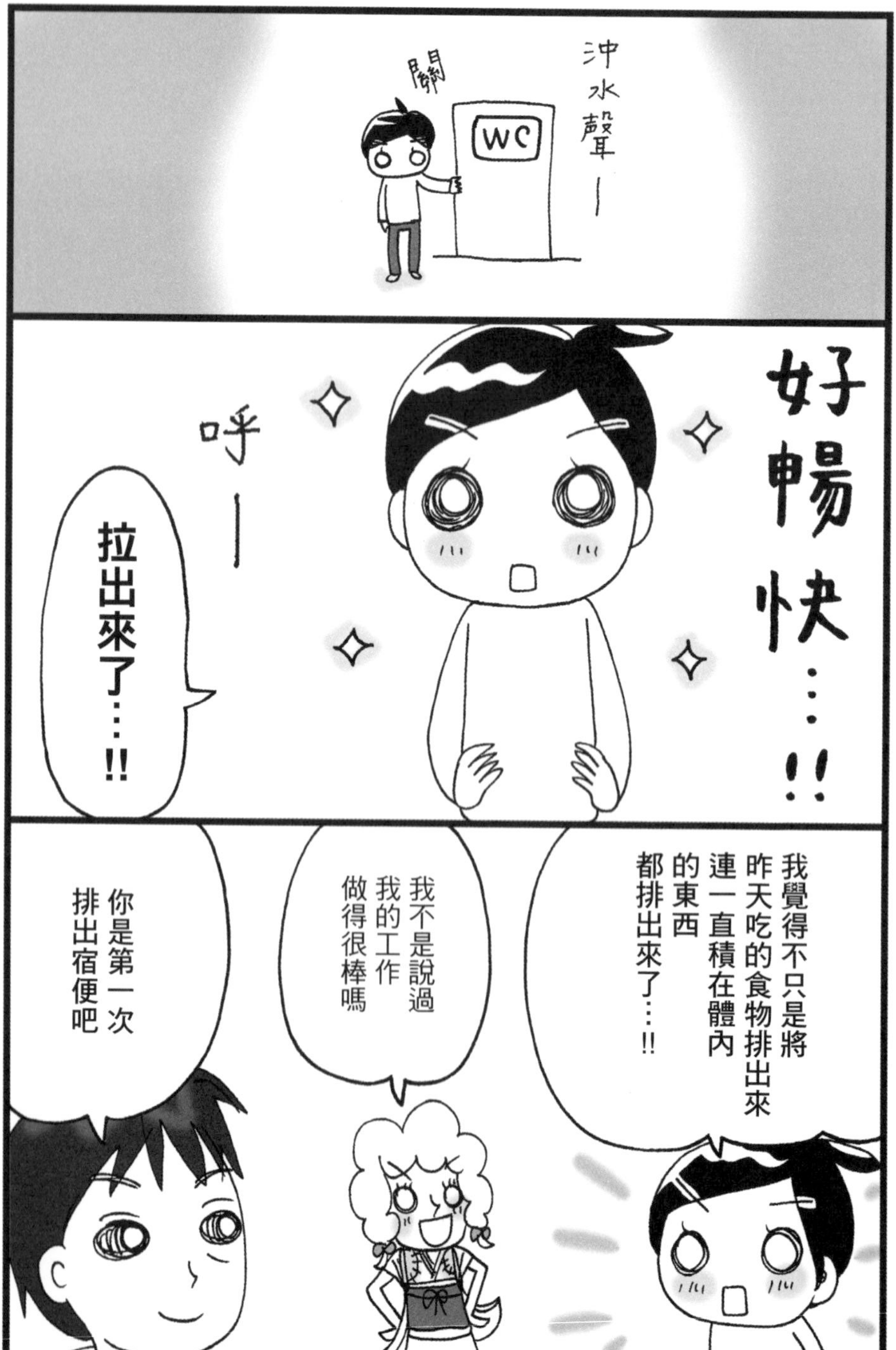
沖水聲——
關
WC
好暢快……!!
呼——
拉出來了……!!
我覺得不只是將昨天吃的食物排出來連一直積在體內的東西都排出來了……!!
我不是說過我的工作做得很棒嗎
你是第一次排出宿便吧

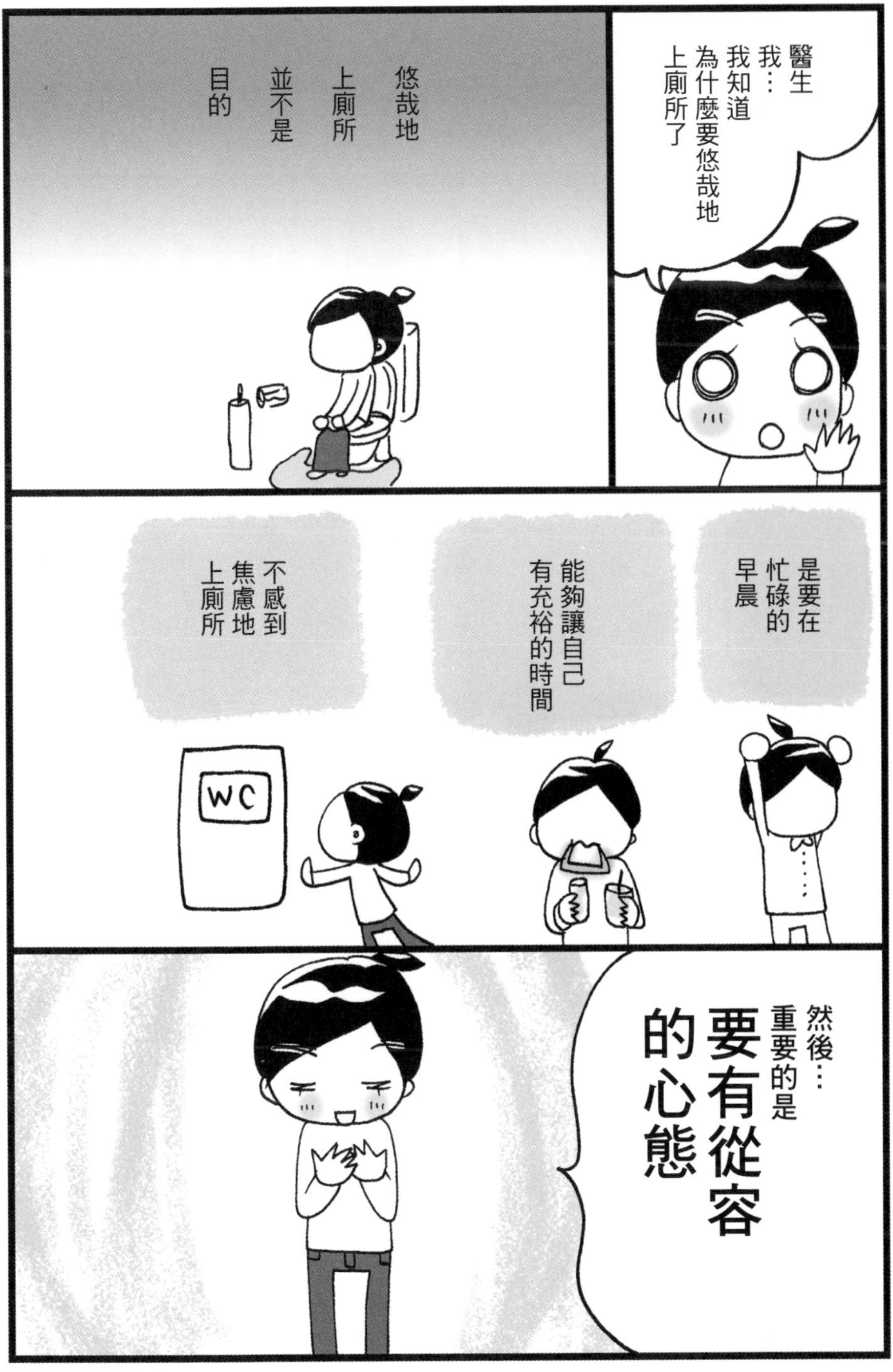

醫生
我…
我知道
為什麼要悠哉地
上廁所了
悠哉地
上廁所
並不是
目的
是要在
忙碌的
早晨
能夠讓自己
有充裕的時間
不感到
焦慮地
上廁所
WC
然後…
重要的是
要有從容
的心態

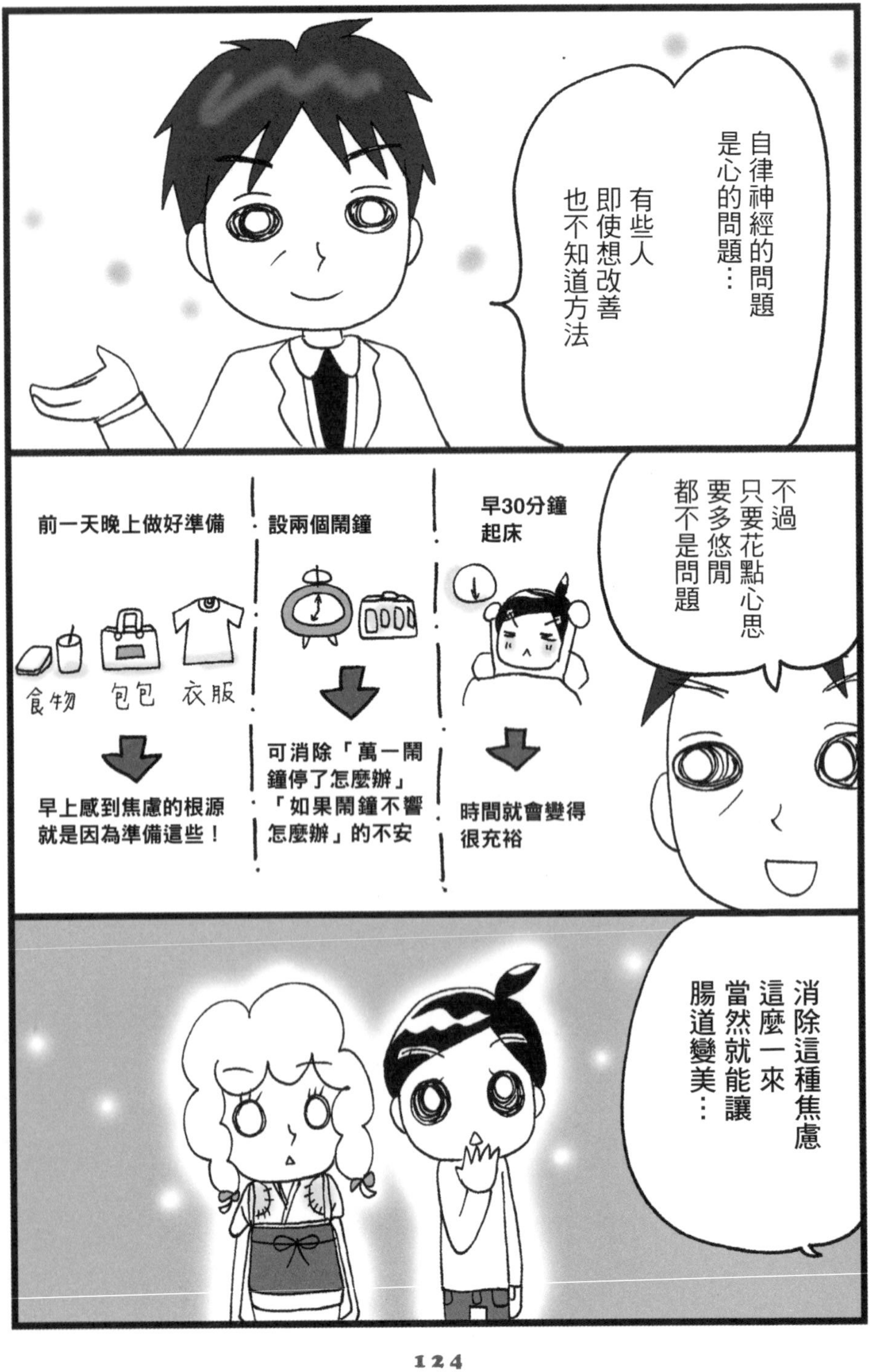
自律神經的問題
是心的問題…
有些人
即使想改善
也不知道方法
不過
只要花點心思
要多悠閒
都不是問題
前一天晚上做好準備
食物
包包
衣服
早上感到焦慮的根源
就是因為準備這些！
設兩個鬧鐘
可消除「萬一鬧
鐘停了怎麼辦」
「如果鬧鐘不響
怎麼辦」的不安
早30分鐘
起床
時間就會變得
很充裕
消除這種焦慮
這麼一來
當然就能讓
腸道變美…

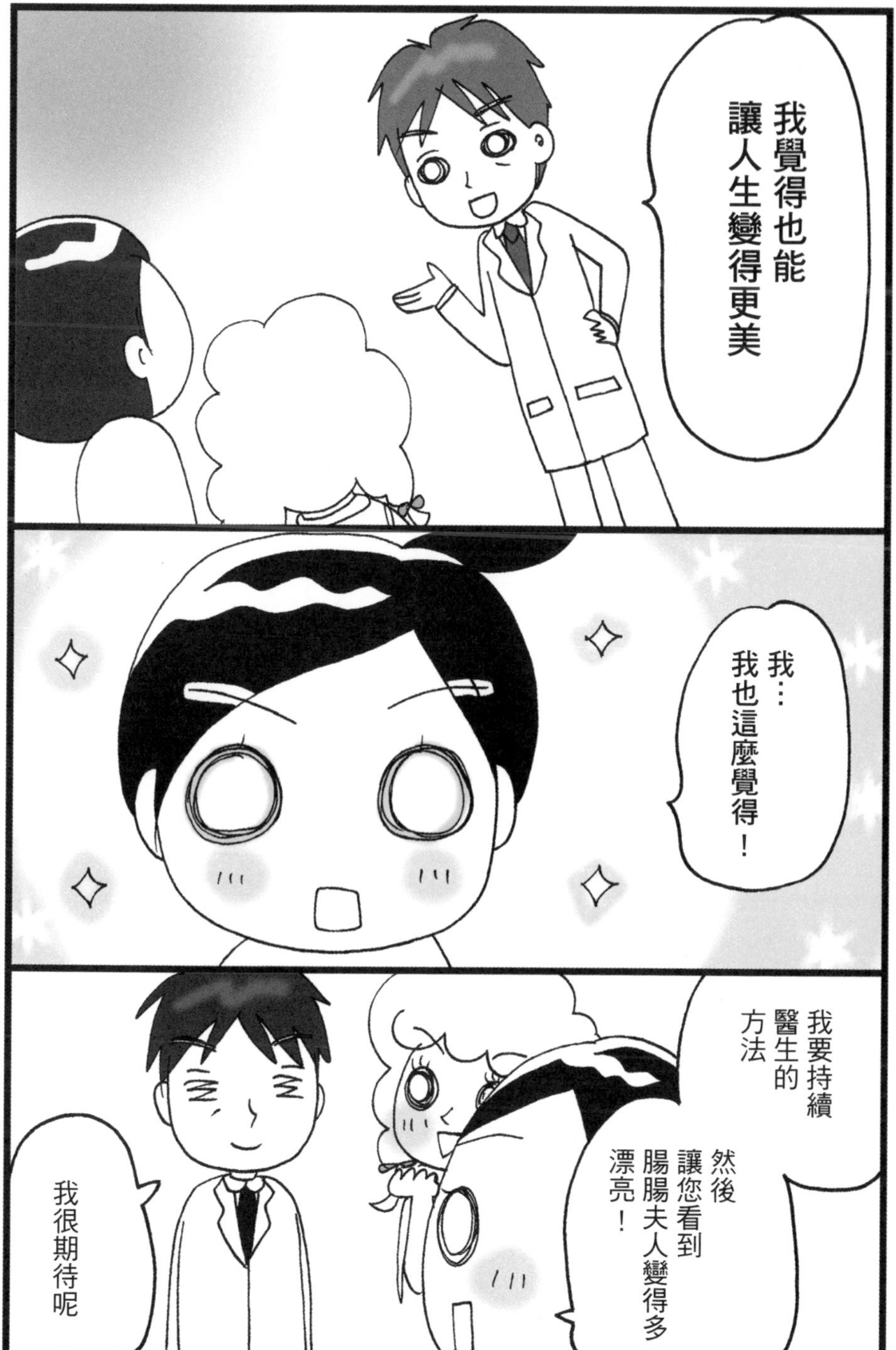
我覺得也能
讓人生變得更美
我⋯
我也這麼覺得！
我要持續
醫生的
方法
然後
讓您看到
腸腸夫人變得多
漂亮！
我很期待呢

讓你暢快解放，擁有美麗腸道！

簡單 8 步驟的歸納

8個步驟，讓你從今天起調整自律神經與腸道環境。
這些方法，即使是在忙碌的每一天也能做到。
不過，它們並不是規則，
能做到時，就試著做做看吧。

STEP 1

睡前30分鐘什麼都不做

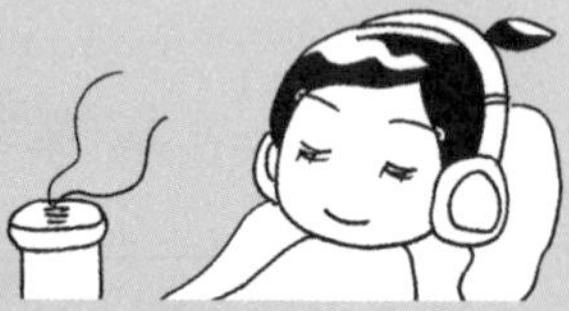

- 準備就寢前，試著不碰手機
- 可以試著用芳療、音樂等放鬆

沒辦法做到時就這麼做

如果時間不夠，泡個15分鐘溫水澡也OK！

STEP 2

早上起床後喝點什麼

- 一杯水分，可開啟腸道活動的開關
- 重點是水分的重量，喝什麼都沒關係

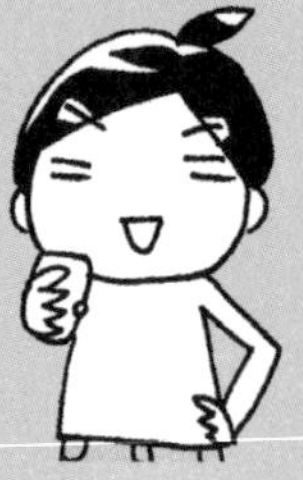

沒辦法做到時就這麼做

早上如果沒時間，
等到了公司或學校再喝也沒關係

STEP 3 吃的方法對，有助排便！

訣竅1 早上吃點什麼，以開啟自律神經的開關

訣竅2 不要吃太多，以免刺激自律神經

訣竅3 攝取能在腸道內活動的水溶性食物纖維、發酵食品、含有乳酸菌的食品

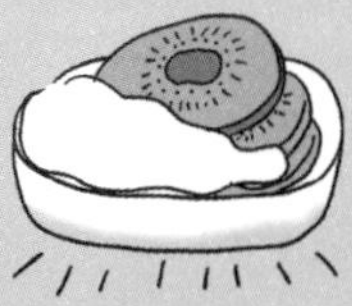

沒辦法做到時就這麼做

早餐光吃優格也OK！加上蜂蜜、奇異果更棒

如果肚子不餓，也不必勉強吃

STEP 4 心情放輕鬆

- 對任何事感到焦慮時，先把它們放一邊
- 「慢慢來」比遵守規則重要

沒辦法做到時就這麼做

嘆氣有時候是必要的。不必忍耐，慢慢吐氣讓自己放鬆

也可使用「4秒：8秒」呼吸法

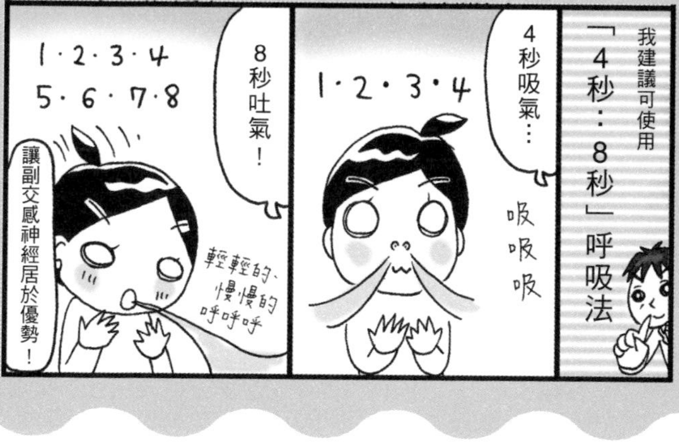
我建議可使用
「4秒：8秒」呼吸法
4秒吸氣…
1·2·3·4
吸吸吸
8秒吐氣！
1·2·3·4
5·6·7·8
輕輕的、慢慢的呼呼呼
讓副交感神經居於優勢！

STEP 5 睡前3小時吃完晚餐

- 晚餐到就寢前，最少要留3小時
- 不過，不必勉強，能做到時再做到

沒辦法做到時就這麼做

晚餐如果吃得晚，
睡前起碼要放鬆30分鐘

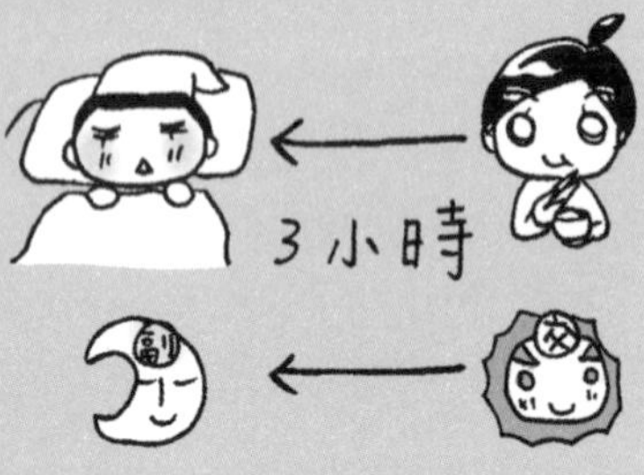

STEP 6 重要的是優質的放鬆

- 不必執著於量、時間、規則

沒辦法做到時就這麼做

用泡澡、散步等喜歡的方法來充電

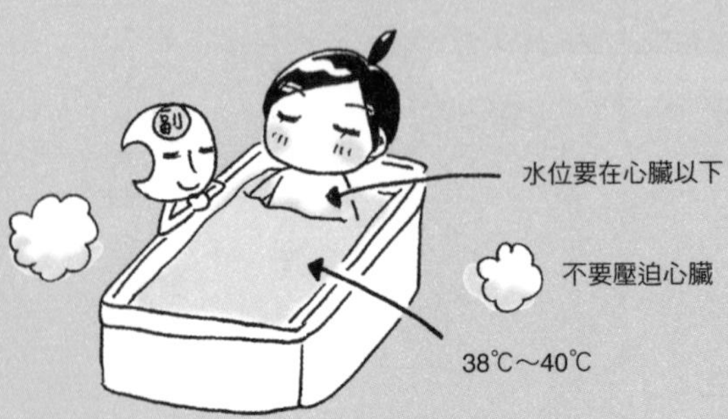

STEP 7 做有助排便的伸展操和運動

- 睡前做伸展，隔天會感到全身舒暢
- 當你覺得自己做了「對腸道不好的事」，可藉此挽回劣勢

沒辦法做到時就這麼做

即使不喜歡運動，能做到時再做就可以！

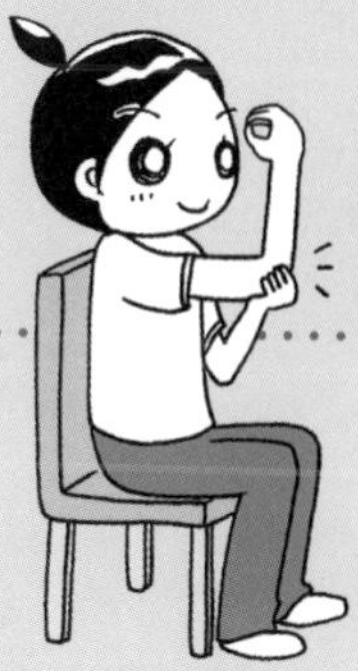

STEP 8 早上…悠閒的解放時間

- 不必勉強自己排便
- 可做「の」字形按摩，和沉思者的姿勢

沒辦法做到時就這麼做

感到焦慮時，
就使用4秒吸氣、8秒吐氣的呼吸法

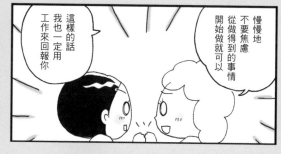

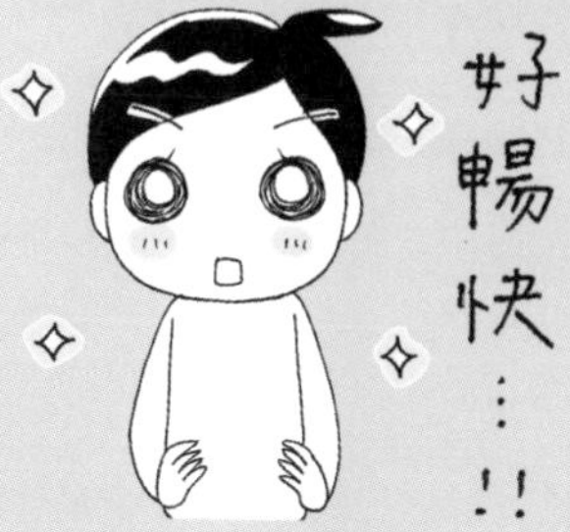
好暢快…!!

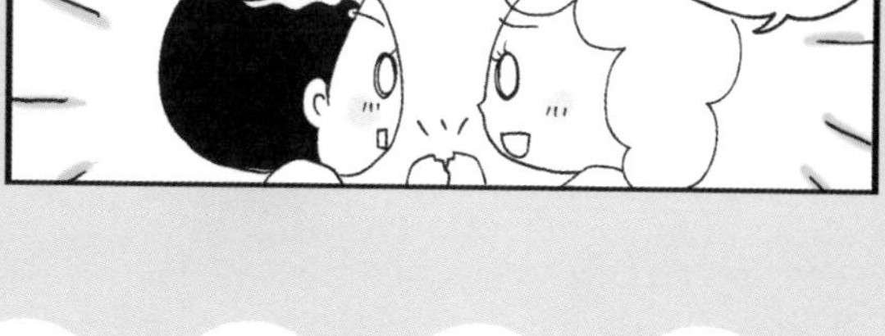
慢慢地
不要焦慮
從做得到的事情
開始做就可以
這樣的話
我也一定用
工作來回報你

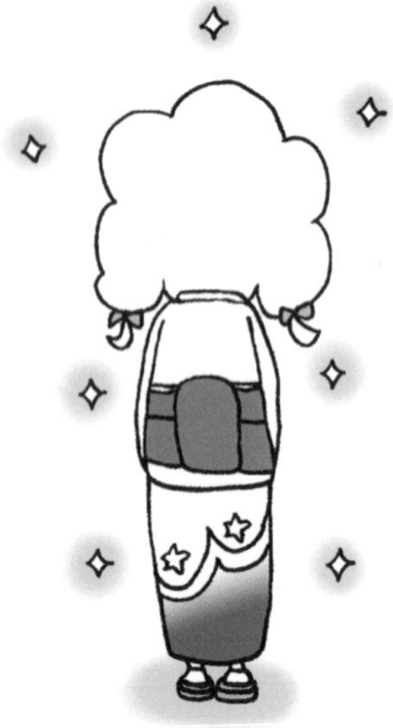

終章

之後的宇田＆腸腸夫人

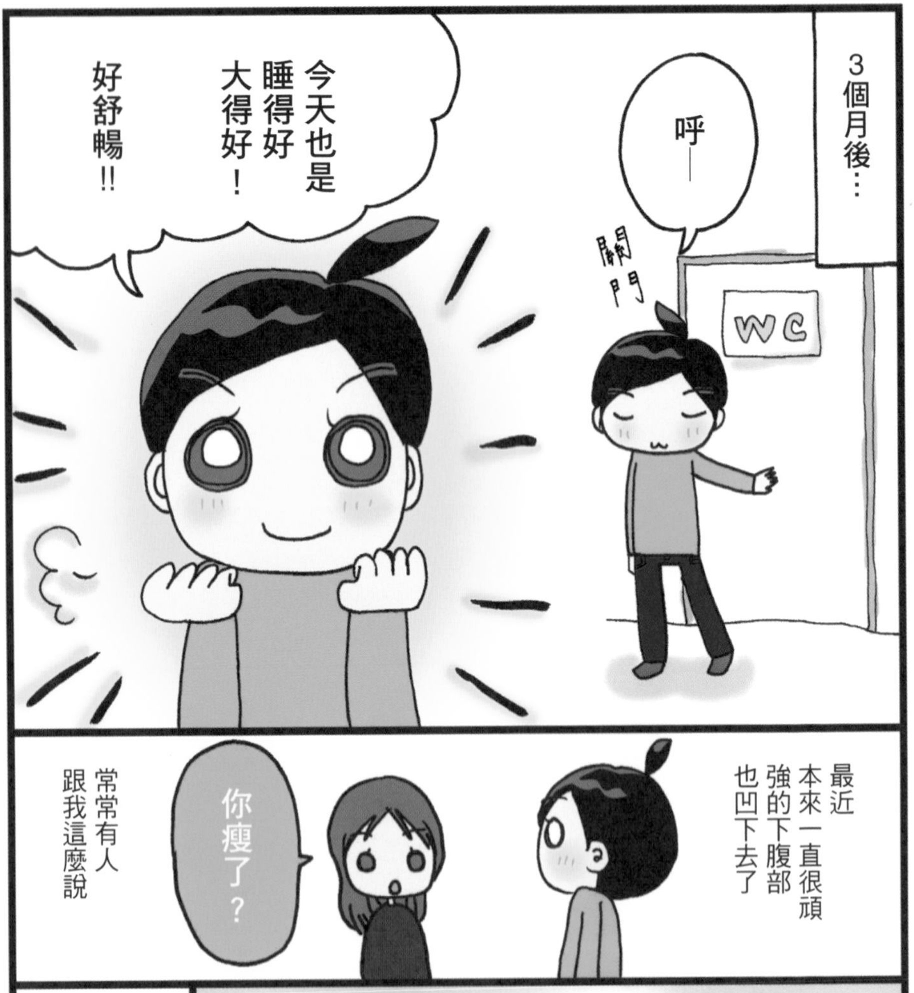
3個月後…
呼——
關門
今天也是睡得好大得好！
好舒暢!!
最近本來一直很頑強的下腹部也凹下去了
你瘦了？
常常有人跟我這麼說
更重要的是也許是我的自律神經很安定吧
我的心情也很穩定溫和
而且…

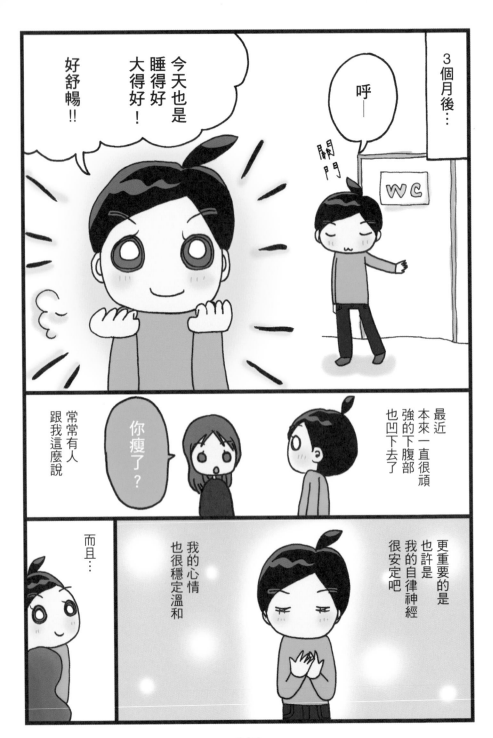

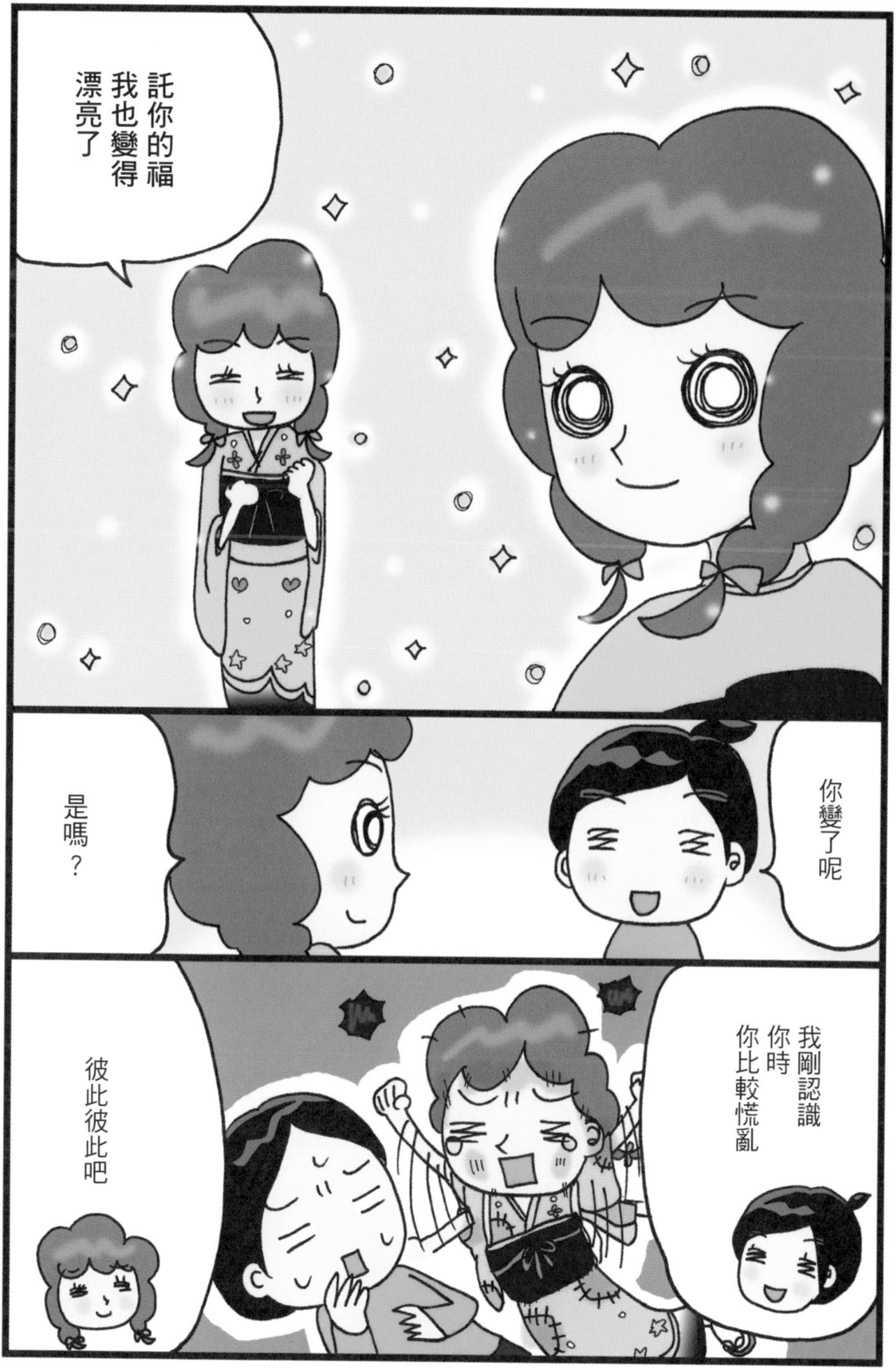
託你的福
我也變得
漂亮了
你變了呢
是嗎？
我剛認識
你時
你比較慌亂
彼此彼此吧

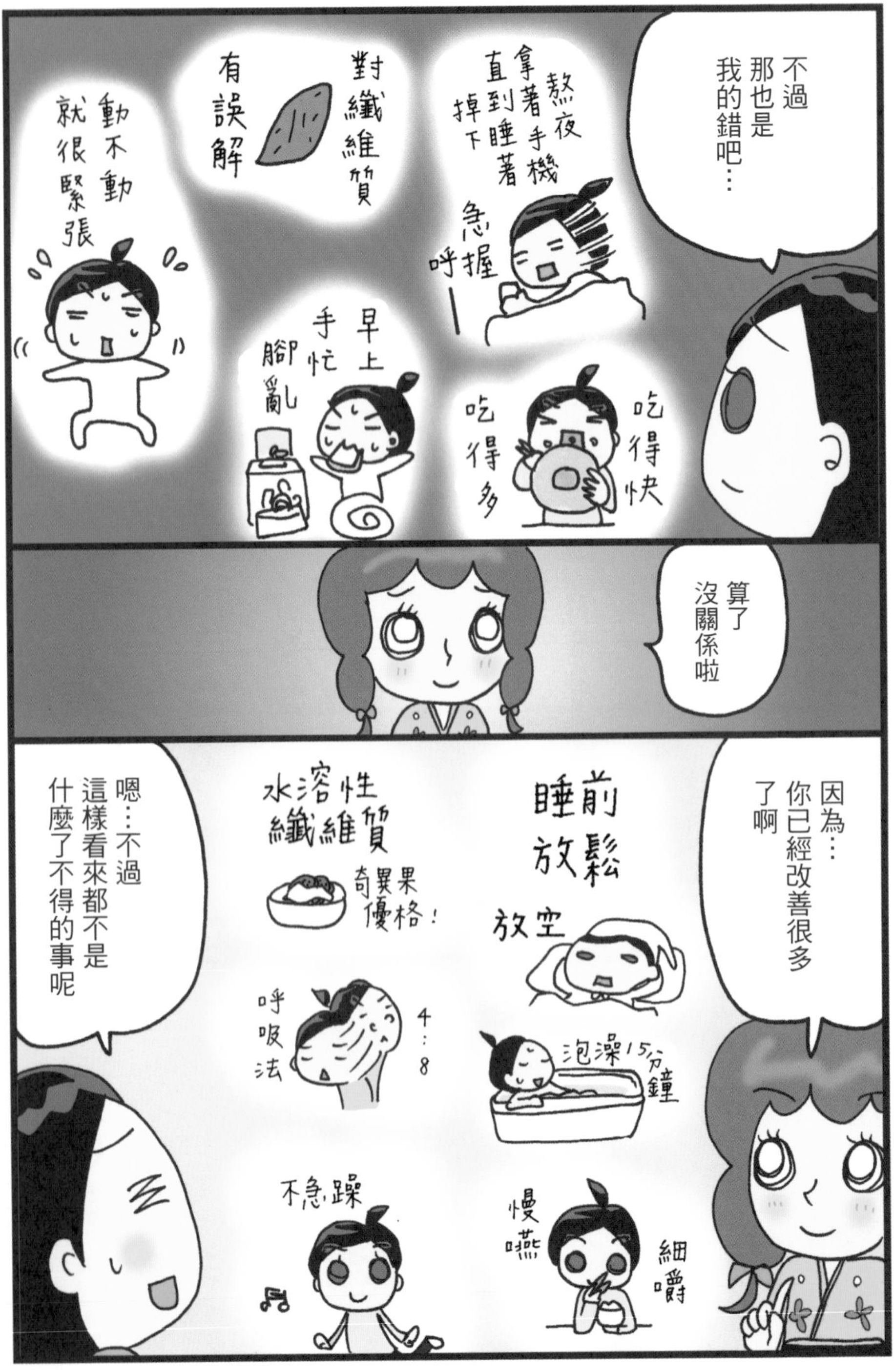

不過
那也是
我的錯吧…
熬夜
拿著手機
直到睡著
掉下
急握
呼
對纖維質
有誤解
動不動
就很緊張
早上
手忙
腳亂
吃得快
吃得多
算了
沒關係啦
因為…
你已經改善很多
了啊
睡前
放鬆
放空
泡澡15分鐘
水溶性
纖維質
奇異果
優格！
呼吸法
4:8
不急躁
慢嚥
細嚼
嗯…不過
這樣看來都不是
什麼了不得的事呢

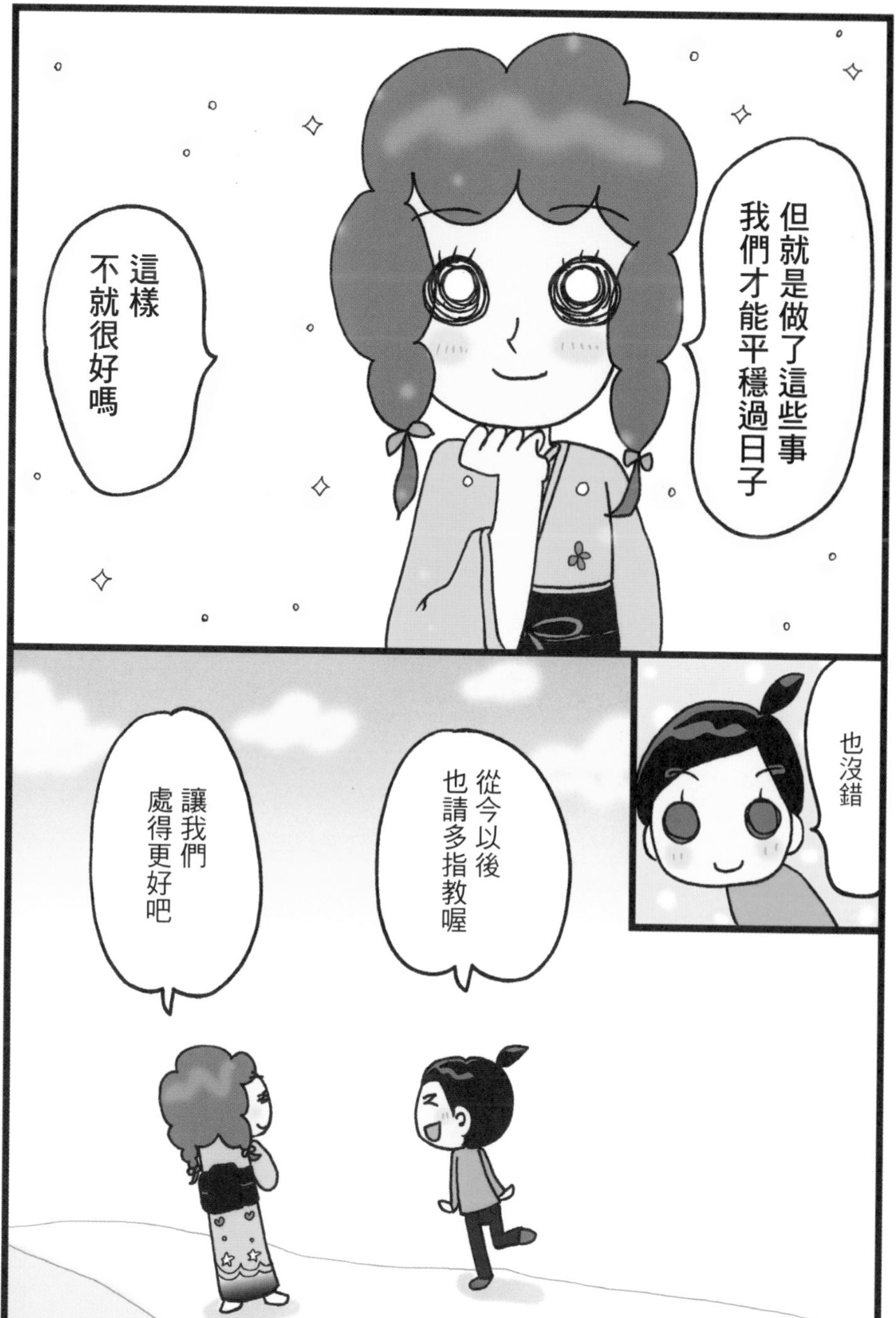
但就是做了這些事 我們才能平穩過日子
這樣 不就很好嗎
也沒錯
從今以後 也請多指教喔
讓我們 處得更好吧

Titan105
健康從腸的保養開始！
腸美人

指導／小林弘幸
實驗／宇田廣江
翻譯／李靜宜

出版者：大田出版有限公司
台北市10445中山北路二段26巷2號2樓
E-mail：titan3@ms22.hinet.net
http：//www.titan3.com.tw
編輯部專線：（02）25621383
傳真：（02）25818761

【如果您對本書或本出版公司有任何意見，歡迎來電】

總編輯：莊培園
副總編輯：蔡鳳儀
執行編輯：陳顗如
行銷企劃：張家綺／高欣妤
手寫字：辜品瑄
美術：theBAND・變設計—Ada
校對：李靜宜／蘇淑惠
初版：二O一四年（民103）十月一日
定價：250元

國際書碼：978-986-179-347-4
CIP：415.506/103012875